AF166514

MOINS VINGT KILOS

MOINS VINGT KILOS

Une expérience par

Jean ÉTIENNE

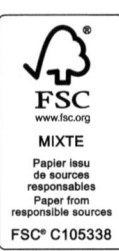

© 2023 Jean ETIENNE
Édition : BoD - Books on Demand, info@bod.fr
Impression : BoD - Books on Demand, In de
Tarpen 42, Norderstedt (Allemagne)
Impression à la demande
ISBN : 978-2-3224-8125-5
Dépôt légal : mai 2023

SOMMAIRE

CENTRE DE L'OBÉSITÉ[1]
Clinique des Cèdres

Le lundi 13 septembre 2021

Dr R** D**

Monsieur Etienne Jean né le 4 septembre 1959 a été hospitalisé le 13 septembre 2021 en hôpital de jour au centre de l'obésité pour une évaluation pluridisciplinaire d'un projet de chirurgie bariatrique.

Évaluation diététique par M** P** :

Dépressif chronique, SAOS (*syndrome d'apnées obstructives du sommeil*), HTA *(hypertension artérielle)*, cholestérol, DB (*diabète*), cancer du jéjunum septembre 2014.
Poids 113 kg
Taille 179 cm

- Qualitative : alimentation hyperphagique et hypercalorique ; il effectue trois repas par jour. La fréquence de consommation de plats riches revient régulièrement dans ses habitudes alimentaires. Il y a un manque réel de légumes dans ses habitudes alimentaires. Mr a une addiction au sucre. Mr a pour habitude de cuisiner.
Grignotages : oui dans la soirée (biscuits)
Soda : oui sans sucres
Eau gazeuse : 0

---

1   Le document est présenté tel l'original, il n'est pas corrigé. En italique les traductions.

Eau plate : 0
Alcool : consommation diminuée depuis cinq mois 1 bouteille de son avec son compagne *(1 bouteille tous les deux jours avec sa compagne)*
Tabac : 0
Drogues : 0
- Quantitative : ½ baguette par jour ; 15 g par repas ; féculents 200g par repas ; fromage 30g/jour
- Rythme : lentement avec mastication soigneuse
- Connaissances alimentaires : bonnes

<u>Évaluation diététique faite par A** S**</u>

J'ai rencontré votre patient, Jean Etienne 04/09/1959, dans le cadre d'un bilan pré-chirurgie bariatrique au sein du centre de l'obésité de la clinique des Cèdres.

Il est marié, il a un fils et une fille décédée d'une tumeur au cerveau il y a plusieurs années.

La chirurgie bariatrique est une évidence pour Mr depuis 6 mois.
Sa motivation principale concerne l'amélioration de ses conditions physiques et ainsi l'amélioration de ses soucis de santé actuels (cholestérol, diabète, apnée du sommeil, tension...). Il souhaite effectivement améliorer ses déplacements moteurs pour jouer avec ses petits-enfants mais aussi améliorer son image corporelle dans un second temps.

Il bénéficie d'un bon soutien social de la part de sa femme, sa famille et ses amis.
Il connaît le beau-fils de sa sœur et le beau-père de son fils qui

ont d'ores et déjà réalisé ce type de prise en charge et avec qui il a pu échanger.

Il pèse actuellement 113 kg pour 1m79, ce qui correspond à son poids le plus haut.

Le surpoids n'est présent que depuis quelques années. La prise de poids s'est effectuée avec une augmentation progressive. Le patient ne repère pas d'événements déclencheurs mais il évoque la découverte du syndrome de Lynch (cancer) et une pancréatite il y a trois ans qui a amené une perte de poids rapide (est descendu à 85 kg) : ce poids a été repris par la suite.

Les antécédents familiaux indiquent une famille où il n'y a pas de problèmes d'obésité.

Le comportement alimentaire n'est pas caractérisé par une alimentation émotionnelle d'après les dires du patient. CEPENDANT, le patient présente des grignotages par plaisir après le repas du soir. Ils ne s'effectuent plus en grosse quantité mais ils sont réguliers (tous les jours).
« C'est un besoin, une addiction » d'après ses dires.
Il y a la présence de restriction cognitive. Le patient achète des aliments « qu'il ne devrait pas acheter » (« je ne peux pas m'empêcher, je perds le contrôle ») car ils font « prendre du poids » mais aussi par rapport à son diabète.
Il mange plus lentement qu'avant durant les repas et ne ressent pas d'inconfort.
Il y a une perte de sensation de faim.
Ses prises alimentaires sont régulières avec trois repas par jour.

Sur le plan addictologique, je note l'absence de tabac (depuis

2000) mais la présence d'alcool quotidienne (le patient boit une moitié de bouteille/semaine et a diminué ses quantités : avant il était a 1,5 bouteille de vin. Cette prise est vue comme un réel plaisir par le patient et semble importante pour lui. Il m'évoque néanmoins le fait que la réduction est envisageable.

Enfin, concernant sa santé psychique, selon ses dires je note un diagnostic de dépression chronique évoquée. À ce jour, le patient ne voit plus de psychiatre et ne prend plus de paroxétine depuis 6 mois.

Ressource : écriture et montre un meilleur état.

Son état émotionnel est bon. Il m'exprime le fait que ses émotions sont moins envahissantes qu'auparavant, qu'il a appris à les connaître et à les gérer. Une ressource dont nous avons discuté qu'il peut présenter : l'écriture. Ceci est un signe d'après lui que son moral est bon.

Je revois le patient fin septembre afin de travailler ses difficultés.
Un rendez-vous avec le psychiatre du CDO a également été posé le 8 octobre afin d'évaluer de manière plus approfondie sa thymie *(en psychologie, synonyme d'humeur)* ainsi que le plan addictologique.

Évaluation activité physique (APA) :
Par Y** A**
- Niveau de sédentarité (ricci et gagnon modifié) : 27 (actif)
- Activités physiques passées : judo, natation
- Profil sportif : d'endurance, aquatique et d'opposition

- Activités physiques en cours : marche, vélo
- Fréquence : 45 min par jour + sortie en semaine avec sa compagne
- Durée :

- Frein à la mise en place d'activité physique : aucun
- Leviers à la mise en place d'activité physique : soucieux de sa santé, activité physique avec sa compagne

Objectifs : maintenir le niveau d'activité physique
projet d'activité physique : reprendre la piscine

Diagnostic éducatif infirmier :
Diagnostic éducatif :
- Représentation : l'obésité est un phénomène asocial, une entrave physique
- Atouts : après avoir donné des informations, a compris l'objectif du parcours pré-opératoire et l'importance du suivi médical post-opératoire
- Difficultés : HTA et DT2 traités, SAOS appareillé, dyspnée *(difficultés respiratoires)*
- Compétences à acquérir ou a maintenir : commencer à changer ses habitudes alimentaires et pratiquer une activité physique régulière.

- Poids : 112 kg
- Taille 1,79 m
- IMC : 34,9
- Tour de taille : 1,20 m
- Impédancemétrie : MM 64,5 %, MG 35,5%

Évaluation médicale :

Vie familiale : vit en couple, un fils de 34 ans, une fille décédée d'une tumeur au cerveau à l'âge de 14 ans.

Vie professionnelle : instituteur retraité

Antécédents :
cancer de l'intestin, chimiothérapie
syndrome de Lynch suivi tous les ans (colo tous les ans, fibro tous les deux ans, prochaine 3/12)
dépression
Diabète type 2
HTA
Dyslipidémie
SAOS avec VNI (*ventilation non-invasive*)

Facteurs de risque :
- Alcool : pas tous les jours
- Tabac : stop depuis 21 ans
- THC : non

Traitement :
irbesartan 150
pravastatine
metformine 500 : 1 le matin
sifrol
vni

dernière Hba1c 6,2% (*hémoglobine glyquée*)

Prédisposition héréditaire à l'obésité : non

Histoire du poids :
- prise de poids progressive
- prise en charge antérieure : aucune
- poids maximum actuel

Motivation :
- objectif souhaité : 85 kg environ
- technique souhaitée sleeve
- connaissance en chirurgie bariatrique : moyenne

Examen clinique :
(reprise des informations précédentes)

Informations données sur :
- les différentes techniques chirurgicales : bénéfices risques-complications-limites
- La nécessité d'une modification du comportement alimentaire et du mode de vie
- la nécessité du suivi médico-chirurgical à vie et les risques en cas d'abandon de ce suivi

Diagnostic médical :
obésité stade 2 avec complications

Conclusions :
Parcours validé
°Livret d'explication de la PEC *(prise en charge)* médico-chirurgicale remis
°Bilan 1 : Bilan biologique et évaluation des comorbidités
°Bilan 2 : Fibroscopie œso-gastro-duodénale et recherche

Hélicobacter pylori
°Mise en place du programme d'éducation thérapeutique
°Complément d'évaluation psychologique

(signé) Dr H** C**

COMMENT J'EN SUIS ARRIVÉ LÀ

Les processus de prises de poids sont simples. Il y a deux raisons essentielles : la nourriture (excessive et/ou mal équilibrée) et l'activité (plus exactement l'inactivité). Les deux fonctionnent ensemble, en commun. Pour réagir face à ce problème, on ne peut pas prendre en compte l'un des éléments sans l'autre, ils marchent ensemble. L'analyse doit être globale car il y a de multiples facteurs à prendre en considération.

Donc, pour mon cas, que s'est-il passé ?

Aussi loin que je remonte, je n'ai pratiqué que très épisodiquement des activités physiques autres que celles de la vie courante. Je me sentais en forme suffisante, sans problème de santé spécifique. Je n'en ressentais pas le besoin. Ce faible niveau ne m'a pas empêché de rénover ma maison actuelle, elle nécessitait de gros travaux de maçonnerie, électricité et plomberie, effectués avec l'aide de ma compagne. Tout allait bien.

Quant à la nourriture, depuis que je vis en couple

(premier mariage en 1982), c'est toujours moi qui ai préparé les différents repas de la journée. Au fil du temps j'ai appris à m'améliorer. Mes amis se régalent de ces petits talents. Pour la période qui nous intéresse, celle où j'ai pris le plus de poids, j'avais du temps pour cuisiner. En plus j'aime cette activité et j'aime aussi les résultats se trouvant dans mon assiette. Je suis assez, même très, gourmand, j'apprécie la bonne chère. Et les plats riches.

Les quantités avalées à chaque repas étaient sûrement trop importantes. Mais en plus, pour le repas du soir les choses prenaient une autre tournure. Nous avions pris l'habitude de ne plus cuisiner pour le dîner. Nous prenions un apéritif largement amélioré quantitativement parlant, à base de multiples charcuteries, de produits tartinables et, spécifiquement pour moi, un dessert du genre flans, crèmes, etc. Tout cela arrosé par une bonne bouteille de vin blanc (la cave n'était jamais vide).

Un ou deux verres avaient déjà été bus lors de la préparation du repas de midi. Nous ne consommions pas obligatoirement une bouteille par jour, elle nous faisait en moyenne deux jours. Mais, pour le soir ce n'était pas fini. Très souvent, après avoir débarrassé les derniers reliefs de repas sur la table basse, je prenais une friandise, un biscuit, une gaufre, une barre de chocolat. Sachant que s'arrêter à un est impossible. Il y en avait toujours, je les mangeais. Tout allait pour le mieux.

L'autre problème était le petit-déjeuner. Pendant très longtemps j'ai pris des céréales dans un bol de lait le matin. Je remplissais le bol puis je versais le lait. Simple et rapide. Un jour j'ai eu la curiosité de peser cette ration. Elle était trois fois supérieure à celle recommandée ! Arrivé ici, dans notre petit village de l'Aude, pour notre nouvelle vie, j'avais décidé de changer cette habitude et de déjeuner plus sainement. J'avais toujours mon bol de lait sucré (deux sucres), chaud cette fois, avec un sachet de thé (on m'a dit un jour qu'on appelait ça du thé à l'indienne), presque une demi-baguette de pain, tartinée de beurre salé, le tout recouvert de confiture.

Fort heureusement, je n'ai pas la mauvaise habitude de grignoter. Sinon j'aurais été dans quel état ? 120, 130 kilos ?

Un beau jour du printemps 2021 je me suis rendu compte que quelque chose n'allait pas. Il me fallait changer ma garde-robe, celle-ci n'était plus vraiment à ma taille, tout devenait inconfortable. Je suis resté assez longtemps en XXL. Mais là, j'avais déjà des quelques vêtements en XXXL et ceux-ci commençaient à être un peu justes. Je basculais doucement mais sûrement dans le rayon grandes tailles, comme ils disent pudiquement. Je ne trouvais plus rien dans les rayons « ordinaires ». Je devais très sensiblement me tourner vers les enseignes spécialisées ou celles ayant ce rayon spécifique. Je savais déjà que je ne pouvais plus être client de certains magasins de prêt-à-porter. Si ce n'est pour les chaussures ou les chaussettes. Les pieds ne grossissent pas autant que le reste du corps, mon 42 est à vie.

D'autres signes commençaient à m'alerter :

- dans la douche, je passais sous les plis formés par le ventre pendant pour me laver correctement,

- aux toilettes, je penchais la tête pour apercevoir l'appendice urinaire dans mes mains,

- lacer mes chaussures devenait un exercice difficile. J'en avais acheté avec des fermetures à glissières,

- allongé sur le dos dans le lit, mon ventre faisait une bosse, volumineuse. La gravité faisait aussi gonfler mes flans, entre les côtes et le bassin,

- dans le lit encore, je ne pouvais pas me mettre à plat ventre, il devait reposer sur le matelas, je devais rester sur le côté,

- dans le lit de nouveau, la position ventrale était

impossible,

- assis et légèrement penché en avant, mon ventre reposait sur mes cuisses,
- j'avais dorénavant une ALD (affection longue durée) pour cause de diabète de type II,
- mes doses de médicaments pour la tension, le diabète et le cholestérol avaient été augmentées,
- mais plus encore, il était évident et manifeste que mes apnées du sommeil venaient de mon embonpoint,
- mes ronflements, avant d'être appareillés, empêchaient ma fiancée de dormir,
- puis, pour la première injection du vaccin anti-covid, mon médecin m'a mis prioritaire. Je lui signifiais mon étonnement. Elle me considérait comme ayant une comorbidité liée au surpoids,
- dans la salle d'attente lors de cette séance de vaccination il n'y avait que des gros, des obèses.

Le mot était lâché ! Par moi ! Je regardais la réalité en face, enfin ! Si j'étais là c'est que j'étais comme eux : obèse. Je mettais un nom sur mon état, je me qualifiais par le mot adéquat.

Cela a été un choc. Je ne voyais pas de solution(s). J'avais par le passé entamé des régimes mais ils avaient tenu seulement le temps de les faire. Ils avaient été inutiles à cause de la reprise du poids perdu, et même plus. Je n'avais pas encore compris l'étendue de la difficulté de l'entreprise. Je n'en avais pas conscience non plus. J'ai donc ruminé tout cela, j'ai fait des calculs, j'ai discuté avec certaines personnes. Il me vint une évidence : l'opération de l'estomac ou chirurgie bariatrique en termes savants, devenait inévitable. J'ai pris rendez-vous avec une clinique réputée. Le beau-frère de ma sœur y avait été opéré avec succès. Le document mis en exergue dans les pages précédentes est le résultat des premiers entretiens avec l'équipe du centre de l'obésité.

Ils ont tous été parfaits. Chaque corps de métier effectuait parfaitement sa tâche. Ils connaissent parfaitement leur travail et ils le font très bien. La solution d'une intervention à l'étranger n'était pas envisageable, surtout pour ces raisons d'accompagnement vers l'opération et son suivi qui ne sont pas effectif là-bas.

Le circuit dure six mois pendant lesquels on a des rendez-vous réguliers avec différents spécialistes : infirmière, diététicien, nutritionniste, cardiologue, psychologue, psychiatre plus un ou deux autres que j'oublie. La préparation à l'opération est fastidieuse mais hautement nécessaire. Il faut aller jusqu'au bout du processus en passant par chaque étape afin de vérifier notre état de santé et sa compatibilité avec l'intervention chirurgicale. Je répète « hautement nécessaire » parce qu'elle est définitive, irréversible, en aucun cas on ne peut revenir en arrière. Pour une sleeve, une partie de l'estomac vous aura été enlevé. <u>Et il ne repousse pas.</u>

En définitive, à la fin, j'étais bel et bien déclaré opérable, je rentrais dans les critères. Mais je me souviens particulièrement de trois choses, au tout début du parcours, le premier jour et à la toute fin, le dernier jour. Celles-ci m'ont marqué.

Deux ont été dites pendant la présentation au groupe par le chirurgien. Pour la première, il nous a cité une étude d'un pays nordique (Norvège ou Suède je ne me souviens plus). Elle disait que dans une cohorte suffisamment représentative de participants ayant un IMC supérieur à 36, suivi sur cinq ans, une partie avait subi une chirurgie bariatrique et l'autre avait été simplement suivi par des professionnels de l'amaigrissement. Résultat des courses, après ces cinq années d'étude, une infime partie des opérés avaient repris du poids après en avoir perdu de manière significative, ils avaient dorénavant un IMC autour de 28, alors que tous les autres, les non-opérés, avaient repris leur poids initial si ce n'est plus. Leur IMC avait commencé par baisser puis était remonté.

Concernant la deuxième, il raconta une anecdote. Un homme se présenta à lui. Il lui reprocha, alors qu'il ne l'avait même pas opéré, l'inutilité de ce type d'intervention, en le justifiant par son poids actuel. La discussion n'était pas possible. Mais, quand l'homme s'éloigna en maugréant, il le vit s'arrêter devant un distributeur, comme il y en a souvent dans les établissements de soins, y glisser quelques pièces pour récupérer un sachet de bonbons chocolatés. Le chirurgien fit le commentaire suivant : cet homme était un tricheur. Il insista, il ne fallait pas tricher avec soi-même. J'ai gardé ce mot en mémoire.

La troisième a été une prise de conscience lors du dernier rendez-vous avec une diététicienne le 4 décembre 2021. L'opération était déjà programmée pour le début février. Je me disais que j'allais passer, et profiter, de bonnes fêtes de fin d'année une dernière fois. Nous voilà donc à discuter de ce que seront désormais mes habitudes alimentaires. Je savais déjà qu'après l'opération je devrais me nourrir uniquement de liquides puis introduire petit à petit du solide. Sauf qu'elle me présenta les doses qui feraient mes repas et le quart d'un micro verre de vin que je pourrais boire une fois par semaine. Et là je me dis que ce n'est pas possible. Je n'aurai plus jamais le choix de quoi ni de combien. Bien sûr ma silhouette aurait changé, mon état de santé aussi, mais à quel prix ? Finalement, en étais-je capable ? Cela était-il raisonnable ?

En sortant de ce dernier entretien, j'étais mal. Mes perspectives culinaires d'avenir s'assombrissaient. En passant devant un distributeur je repensais à l'anecdote du chirurgien. À mon tour je glissais quelques pièces pour faire tomber un paquet de bonbons gélatineux. Je les ai tous mangés dans la voiture en rentrant à la maison. Surtout je me disais que ce serait le dernier. Mais que c'était MA décision et pas une obligation, une contrainte. Deux jours plus tard j'appelais le secrétariat du centre de l'obésité pour leur faire part de ma décision de ne pas me faire opérer.

J'avais un argument en tête : au tournant de ce siècle j'ai arrêté de fumer (j'en étais à un paquet par jour, plus quelques cigarettes que je me roulais). J'avais donc déjà vaincu une addiction. Je devais être capable d'en vaincre une autre.

C'est ce que nous allons voir maintenant en passant par

des informations théoriques qui soutiennent mon aventure.

RÉFLEXIONS

Nous suivons un régime alimentaire parce que nous ne sommes pas satisfaits de notre apparence physique, au point de vouloir la retrouver, l'améliorer ou la changer. Peut s'ajouter, comme pour moi, des raisons principalement médicales. Cette quête peut exercer une grande influence sur notre vie. Nous pouvons avoir de grandes difficultés dans sa réalisation jusqu'à ressentir un mal-être pesant sur notre existence. Nous ne sommes ni pleinement heureux, ni complètement malheureux.

Comme tous, nous sommes dans une recherche du bonheur. Il revêt différents aspects et il est accessible par différents moyens, dont celui qui nous occupe particulièrement ici, les régimes et la consommation alimentaire.

Aujourd'hui ce qui relevait d'une recherche personnelle et individuelle s'est petit à petit mué en une injonction sociale, un « nous devons ! », « il faut absolument ! ». Existe-t-il une dictature du bonheur ? Coach, youtubeurs, Tiktokeurs, recettes, livres, partout se trouvent des conseillers en bonheur. Une

25

psychologie positive pèse sur chacun d'entre nous, avec l'obligation d'être heureux. Mais, cette idéologie ne se cache-t-elle pas une responsabilité trop lourde à porter ? Si nous sommes responsables de notre bonheur, ne le sommes-nous pas aussi de notre malheur ? Nous entrons dans une éthique de la responsabilité. Tout ce qui nous arrive est de notre faute !

Peut-on trouver le bonheur dans la consommation ?

Nous ne détaillerons pas les consommations non-alimentaires, d'autres s'en sont chargés.

Toutes les consommations ne se valent pas. Celles qui rendent le plus heureux durablement sont celles qui renforcent notre identité et notre connexion aux autres. On consomme pour plus de confort, pour montrer son statut, pour se socialiser, marquer son appartenance à un groupe spécifique, concrétiser un projet de vie, affirmer des valeurs, ou encore, développer de nouvelles aptitudes.

Il y a trois champs d'études. Ils portent sur la satisfaction globale de la vie, le bien-être émotionnel et le bien-être eudémonique, ou la réalisation du potentiel humain, c'est un bien-être qui vient plus de l'intérieur, il concerne les sentiments profonds et durables. La consommation fait partie des comportements qui intéressent les études sur le bonheur, au même titre que le revenu.

Si l'argent contribue au bonheur, à la question : « suis-je plus heureux en consommant beaucoup ? » la réponse est affirmative. Mais, la relation entre consommation et bonheur semble un peu moins forte qu'entre revenu et bonheur. Différents mécanismes expliquent le caractère éphémère de l'impact de la consommation sur la satisfaction de la vie et sur le bien-être émotionnel. Les décisions de consommation pourraient toutefois laisser un plaisir plus durable si les consommateurs optaient pour des paniers de consommation différents. En particulier, les produits permettant une expérience (plutôt que les biens matériels), les consommations sociales (plutôt que solitaires), les consommations en accord avec ses valeurs (plutôt que déconnectées).

Néanmoins, si acheter pour se sentir mieux augmente le bien-être émotionnel, en chassant certaines ondes négatives, cela n'a d'effet qu'à court terme. Ce n'est pas la clé d'un bonheur pérenne ! Il faut chercher, et trouver, « le bien-être eudémonique », c'est-à-dire les sentiments profonds qui nous animent et influencent notre ressenti dans tous les pans de notre vie. Ils sont au nombre de six : le sens, l'autonomie, la compétence, la connexion aux autres, l'acceptation de soi, la croissance personnelle. Et, lorsqu'elle est bien choisie, la consommation est un levier pour développer ces sentiments.

Et le changement drastique, avec souvent en conséquence la réduction volontaire, de sa consommation peut constituer, sous certaines conditions, une autre voie vers ce bien-être. On se sentira plus autonome en résistant aux tentations de la société de consommation, plus connecté aux autres si le changement de mode de vie a permis de tisser de nouveaux liens, avec les autres et surtout avec soi-même.

Il ne s'agit pas d'appliquer les grands préceptes du développement personnel. Il présente le bonheur comme un choix personnel, ne dépendant pas de contingences extérieures. Ce qui est une erreur manifeste. Il résulterait uniquement de nos propres initiatives telles que cultiver ses forces intérieures, juguler ses émotions négatives ou développer son optimisme. Ce qui serait un terreau favorable à la culpabilisation. La pensée et la psychologie positive peuvent entretenir ce sentiment en cas d'échec.

La première, la pensée positive, est un concept qui encourage à avoir une attitude systématiquement positive pour être heureux, même dans les moments difficiles. Elle s'apparente à la stratégie de l'autosuggestion, plus connue sous le nom de "méthode Coué". Elle propose aussi sa "loi de l'attraction" qui stipule qu'il est possible d'attirer les choses positives seulement en y pensant. Une pensée magique en quelque sorte. Mais dans les régimes, cette pensée magique, qui n'a aucun fondement scientifique, n'est pas efficiente. Elle ne peut pas l'être.

Et même, lorsque vous tentez d'ignorer vos émotions face à la nourriture, ou si vous culpabilisez lorsque vous en ressentez, cette injonction à la positivité peut devenir toxique. Un phénomène redoutable peut se produire : plus vous essayez d'éviter une pensée, plus vous y repensez inlassablement. « Je n'ai plus faim, je n'ai plus faim, etc. ». Cela s'appelle "l'effet rebond". À noter qu'à un certain seuil, les pensées négatives ne doivent pas être négligées. C'est peut-être le signe que quelque chose ne va pas. Il faut donc les écouter, les accepter et les exprimer en envisageant, par exemple, de consulter votre médecin. Celui-ci saura trouver les solutions.

La deuxième, la psychologie positive, est plus scientifique. Elle a été créée de toute pièce dans les années 90 par un Américain, professeur de psychologie et un psychologue

29

hongrois. Ses fondements théoriques sont assez fragiles. Sont apparus par la suite un bon nombre de prophètes de bonheur très tentés d'utiliser ses principes et ses méthodes. Le problème, c'est que le bonheur est pour eux une question d'individu : ils responsabilisent l'individu comme le propre créateur de son bonheur, au risque de le culpabiliser s'il n'y arrive pas. Et c'est bien dommage, car ce n'est pas aussi simple que cela. Sinon nous aurions LA recette du bonheur, recherchée depuis l'aube des temps, qu'il suffirait d'appliquer ! La psychologie positive profite en outre aux personnes qui sont déjà bien, et pas aux personnes qui ont des conditions de vie difficiles, qui sont dépressives par exemple. Les phrases du type « si je veux, je peux » résonnent comme un slogan mais sont inefficaces dans la perspective d'une perte de poids, elles raisonnent de manière trop simpliste. Nous sommes plus complexes que cela !

Une injonction, quelle que soit sa pertinence ou sa justesse ne remplacera jamais la prise de conscience réelle de notre état et des moyens nécessaires pour parvenir à l'améliorer. On peut tout nous dire, tout nous montrer. On peut être parfaitement d'accord et connaître les risques. Mais notre cerveau nous joue de mauvais tours et il faut lui faire entendre raison car, dans notre cas, il a souvent tort. Il n'y a pratiquement que le refus conscient comme voie possible. Et savoir manger une pizza ou un carré de chocolat lorsque c'est le moment. Et boire un petit verre de vin.

Le chapitre suivant vous montrera une autre possibilité de réflexion.

MA PHILOSOPHIE

Si vous lisez ce livre, Vous cherchez des réponses quant à notre rapport à la nourriture ainsi que la ou les manières de perdre du poids. Une partie parlera des addictions.

Un chapitre « philosophie » peut paraître bizarre ici. On pourrait facilement penser qu'il n'a rien à faire dans ce genre d'ouvrage. Je pense qu'il n'en est rien, bien au contraire. Par ce biais, on peut dépasser et surmonter beaucoup de barrières. En lisant la suite, faisons le lien en gardant à l'esprit notre sujet. Attention toutefois, je ne présente là qu'un petit aperçu de la démarche, les principes de base. Puissent-t-ils vous inciter à aller plus loin que cette lecture. En particulier avec le livre de Bruno Giuliani « Le bonheur avec Spinoza », Almora éditions, qui nous a servi de guide et de référence. J'y ai puisé le cœur de ma réflexion mais tout le reste du livre est particulièrement intéressant aussi. Commençons.

La philosophie est l'effort que produit l'esprit pour mieux comprendre la valeur de ce qui existe, les objets comme les idées. Cet effort est nécessaire pour augmenter sa propre *sagesse*. Le mot est lâché.

Souvent il nous a été prescrit la quête du bonheur. Mais il est une erreur de vouloir le chercher. Car, au-delà du bonheur, il y a la sagesse, c'est-à-dire l'amélioration de soi. Et c'est là notre but.

En préambule, pour réaliser ce projet, il faut comprendre la nature, donc aussi la notre, autant que cela sera possible. En effet, il serait particulièrement difficile d'atteindre une quelconque sagesse sans commencer par bien se connaître soi. Même s'il est impossible aussi de connaître la totalité de la nature dont nous faisons partie. Notre propre connaissance ne sera que parcellaire mais néanmoins elle devrait être suffisante pour notre but. Pour cela, il faudra s'assurer que nos idées sont clairement vraies et écarter toutes les idées dont la vérité n'apparaît pas avec certitude, les idées reçues, non démontrées, en sont un exemple. Que sommes-nous vraiment ? Il nous faut y répondre sans se voiler la face. La vérité sur soi est une première étape nécessaire, voire obligatoire.

Comment être sûr de ses connaissances ? Elles sont de trois genres :

1) Celles qui viennent du corps. Ce sont les connaissances qui passent par les sens et toutes celles qui en dérivent, comme celles qui viennent de la mémoire et de l'imagination.
2) Celles qui viennent du raisonnement. Nous les avons par déduction en fonction de ce que nous avons appris, comme les opérations logiques ou les calculs mathématiques.
3) Celles qui viennent de l'intuition. C'est la connaissance directe de l'essence (ce qu'elle est dans sa nature et de son rapport au monde, à la Nature) d'une chose par l'usage de la seule intelligence. C'est la connaissance adéquate.

Attention, « intuition » n'est pas pris comme « cette chose, je la sens, je le ressens... », qui est le premier type de connaissance, mais bien comme une réflexion sur l'objet ou l'idée et leur rapport avec la Nature. Ce que nous sommes, et donc *notre* nature. Il y a une mécanique intellectuelle, non pas une sensation, sinon, je le répète, c'est le premier genre de savoir. Les sens ne me faisant connaître que la façon dont mon corps réagit à d'autres corps, et non leur véritable nature. La perception me fait connaître beaucoup de choses mais c'est souvent douteux et imparfait. Par exemple, la perception d'un aliment par la vue ou le goût ne me fait pas connaître sa nature, ni s'il est comestible ou bon pour ma santé. Un aliment peut avoir deux qualités simultanément : bon et mauvais (surtout dans l'excès).

Est-ce que la majorité de mes soucis viennent de ce que j'agis d'après mon opinion plutôt que d'après la raison ? Probablement ! Donc, il vaut mieux abandonner nos anciennes croyances basées sur la perception et reconstruire nos schémas de connaissance à partir de nos « intuitions », notre intelligence. Je dois chercher à comprendre avec celle-ci en évitant les préjugés. Cela demandera un gros travail sur soi avant d'en sentir et percevoir la récompense.

Quelques réflexions

L'esprit est l'expression pensante d'un être et le corps est son expression spatio-temporelle. Et ces deux manifestations existent en même temps. Donc, il convient de ne pas séparer le corps et l'esprit, ils font parties de la même Nature, ils ont la même Vie. Un corollaire est que s'il y a une maladie du corps, il y en a une de l'esprit. Et inversement puisqu'il s'agit de la même chose. Il n'y a pas de désordre psychique sans désordre physique. En d'autres termes, l'obésité peut être la résultante d'un désordre intérieur.

La vie affecte notre corps. Il n'est jamais identique dans le temps. Les transformations sont plus ou moins importantes ou visibles, néanmoins, à partir du moment où nous vivons, nous changeons. Ces changements sont autant d'ordre existentiel que physique, et souvent en lien entre eux. Un individu sera affecté selon de nombreuses modalités, de manières différentes, par les autres corps et les autres idées. Tout au long de notre existence, notre corps rencontre en permanence d'autres corps, d'autres choses, qui augmentent ou diminuent notre puissance d'agir. L'identité, ce que nous sommes, n'est pas statique mais dynamique et évolutive. Il faudra que ces évolutions nous mènent vers plus de bien-être et surtout (conséquemment ?) vers plus de sagesse. Se pose donc, en réponse au(x) changement(s), la question de la volonté et du désir.

Par exemple, une personne veut arrêter une action qu'elle sait être nocive, comme manger trop sucré ou fumer. En réalité, derrière cette volonté, il n'y a qu'un désir exprimant la pensée liée à une joie lointaine et incertaine de parvenir à se libérer de son esclavage à cette pratique toxique. Mais si sa compréhension est adéquate par rapport à la nocivité du produit, il ressentira un affect de dégoût pour la chose. L'effort de penser de manière adéquate facilitera le processus de refus du produit. *Par la seule force d'affirmation de cette idée.* Mais si son idée est inadéquate, seulement soutenue par le premier genre de connaissance, déterminée par sa mémoire et son imagination et non son intelligence, alors son désir sera de retrouver le plaisir de fumer ou de manger. Et se soulager du manque. La joie immédiate se transformera en espoir vain. Ainsi le seul moyen de fortifier sa volonté de faire bien est d'augmenter la puissance de sa raison, sa sagesse.

Le désir et la volonté ou bien la motivation et la décision sont une seule et même chose. C'est la Vie qui nous détermine à vouloir ce que nous voulons, à désirer ce que nous désirons et à faire ce que nous faisons. Cela ne signifie pas que nous ne soyons pas responsables de nos désirs, nos décisions ou nos actions, puisque c'est la compréhension adéquate qui nous permettra de le faire, pour notre bien.

Le désir est l'essence de l'homme. On ne désire pas une chose parce qu'elle est bonne, mais on la juge bonne parce qu'on la désire. Le problème vient aussi de ce que nous agissons d'après notre opinion plutôt que par la raison. Nous devons nous comprendre avec l'intelligence.

Normalement, toute personne s'efforce de toujours faire ce qu'il imagine le conduire à la joie et d'écarter ou de détruire tout ce qu'il imagine le conduire à la tristesse. Plus nous pensons et comprenons la réalité par nos idées adéquates, plus nous comprenons la Vie, nous-mêmes et les choses. Notre souci vient de notre incapacité à agir selon les bonnes idées, de comprendre avec notre « intuition » et d'agir selon la sagesse de la Vie, c'est-à-dire la raison. En mettant de côté les interprétations et projections d'un modèle imaginaire, parfait et idéal, donc inatteignable par définition. Le bonheur ne s'atteint pas en changeant le monde mais en bien le comprenant, en le voyant tel qu'il est. La seule chose que nous puissions changer, ce sont nos idées, notre conscience, ce qui entraînera un changement dans nos actions et nos comportements.

Si nous essayons de nous abstenir de manger un aliment que nous aimons, parce qu'il est mauvais pour nous de le faire, alors que nous le savons, nous serons pratiquement impuissants à résister et à réprimer notre désir de manger. Et ce d'autant plus que nous ressentons de l'amour passif pour cet aliment. Si au contraire nous comprenons de manière adéquate par un affect lucide qu'il est mauvais pour nous de le manger, alors cette pensée s'accompagnera de la joie de ne pas le manger. *Non par la répression de notre désir mais par la réalisation de notre pensée juste, celle de la Vie raisonnable.*

La liberté consiste dans la puissance de comprendre ce qui est réellement mauvais ou bon pour notre santé, à connaître notre essence, c'est-à-dire notre vrai désir.

Toutefois, cela ne sera pas réalisable si nous ne maîtrisons pas les éléments formant cette connaissance, c'est à dire *nous*, ce que nous sommes, et l'aspect, malsain souvent, de notre consommation.

Ceci est exposé dans les chapitres suivants.

LA MORPHOLOGIE

Il existe trois types de corps. Mais attention, cette clas-
sification n'a rien de rigide ni de contraignant. On ne peut pas,
et on ne doit pas, y projeter une caractéristique personnelle. Ils
servent uniquement de repère par rapport à notre situation spécifique. On se rapprochera de tel type mais il est impossible
d'en être le représentant. Ils ne peuvent pas être appliquées tels
quels. Les experts du domaine s'accordent à dire qu'il est très
rare qu'un individu puisse être défini avec précision par une
seule catégorie et qu'une grande majorité incarne les traits de
nombreux types de corps. De plus, il est probable que votre
type actuel soit éloigné de celui qui était le vôtre dans votre
jeunesse. Les trois classiques sont :

- L'ectomorphe
- Le mésomorphe
- L'endomorphe

L'intérêt de cette connaissance est de ne surtout pas se
projeter vers un modèle qui n'est pas le sien. Ce serait peine

41

perdue, et voué à l'échec. Néanmoins il me semble pertinent de le connaître, justement pour ne pas se tromper soi-même. Toutefois, cela ne sera qu'une estimation approximative de la manière dont le corps peut réagir à différents régimes et programmes d'entraînement. On peut changer de morphologie mais en restant dans son type.

L'ectomorphe

Le type de corps ectomorphe est caractérisé par les traits suivants :

- Une apparence maigre
- Une zone pectorale ou thoracique plate
- Des épaules étroites
- Une taille fine
- Un métabolisme rapide des graisses
- Une prise de poids difficile

Un ectomorphe « typique » ressemblerait aux coureurs de fond, aux marathoniens. Ils présentent des corps fin et étroits, des muscles tendus, de petites articulations. Mais nul besoin d'être un sportif aguerri pour être dans ce type. Nous pouvons envier ces personnes. Elles n'ont généralement pas de difficultés à réguler leur alimentation. Elles auront même tendance à rencontrer des difficultés à prendre du poids. Elles ne nous intéressent pas ici.

Le mésomorphe
Le type de corps mésomorphe est considéré comme un type d'athlète typique avec :

- Des muscles durs et bien définis
- Un corps fort
- Un corps "carré"
- Un tour de taille étroit
- Des épaules larges

Il est reconnaissable à sa structure athlétique. Mais celle-ci nécessite d'être entretenue. Elle est idéale pour les gains musculaires et le travail avec poids. Pratiquement tous les types d'activités sportives, pas obligatoirement de la compétition, sont praticables avec cette morphologie. Ils sont avantagés par leur capacité à stocker la graisse uniformément dans leur corps, et à l'utiliser à l'entraînement. Cependant, avec un style de vie sédentaire et un régime alimentaire riche en graisses ou en calories, cette prédisposition naturelle pourrait ne pas être suffisante pour empêcher une prise de poids rapide.

Si le mésomorphe commence à prendre du poids, le risque d'accident vasculaire cérébral et de maladie cardiaque augmentera, ce qui signifie que les personnes ayant ce type de corps doivent veiller à maintenir leur santé et leurs prédispositions physiques naturelles en combinant des exercices cardiovasculaires et de force ainsi qu'un régime alimentaire sain.

L'endomorphe

L'endomorphe « typique » peut être reconnu par :

- Un type de corps rond avec hanches larges
- Les articulations sont plus épaisses
- Les muscles moins définis, moins saillants
- Le métabolisme est plus lent
- Il y a une tendance à prendre du poids facilement
- On est confronté à des problèmes de perte de poids

L'endomorphe est le type de corps le plus à risque de développer une obésité plus ou moins importante. Les endomorphes masculins et féminins ont généralement des différences en matière de stockage de graisse, les femmes étant plus susceptibles de prendre du poids autour des cuisses et des hanches, tandis que les hommes le recueillant autour de l'abdomen.

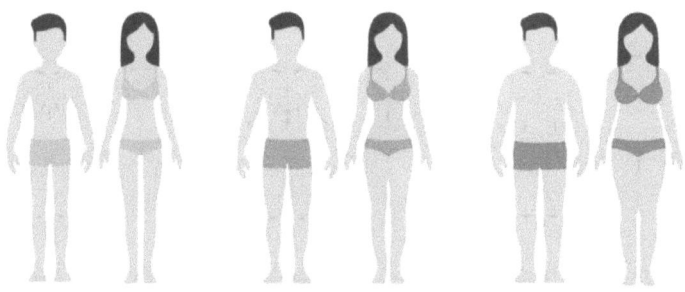

Cette division de l'image des corps peut paraître artificielle. En effet, trois modèles seulement ne peuvent pas refléter l'ensemble de la population. C'est pourquoi, il convient de définir d'autres morphotypes. À ne pas confondre avec la silhouette, celle-ci désigne l'enveloppe du corps et se rapporte à la minceur ou à la rondeur. On en trouve six :

8 - X - H - A - V – O

Note importante : les descriptions suivantes sont « idéales ». Elles ne peuvent pas, sauf exception, être le reflet de votre, notre réalité. Ni devenir un but ou un objectif.

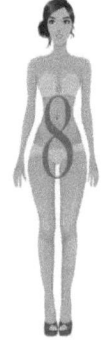

MORPHOLOGIE
8

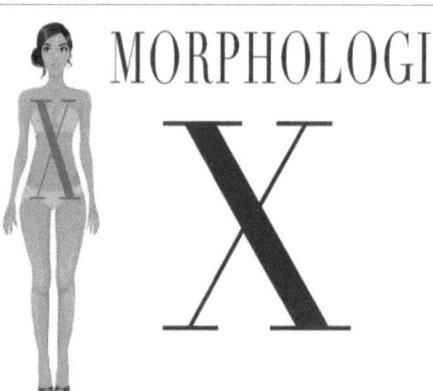

MORPHOLOGIE
X

Le type 8

Le corps est bien proportionné, il présente une certaine harmonie. Il est considéré comme l'archétype de la féminité. Cette silhouette possède de jolies formes équilibrées et est considérée comme un corps parfait.

Ses caractéristiques principales sont : des épaules arrondies qui se trouvent dans l'alignement de ses hanches, des cuisses rondes avec une taille assez marquée. À la différence de la femme X, ses formes et ses courbes sont davantage pulpeuses, avec une poitrine généreuse.

Le type X ou en sablier

Il est considéré comme le plus harmonieux, équilibré et féminin. Cette morphologie est dite parfaite.
Ses caractéristiques principales sont : une taille fine et bien marquée avec les épaules dans l'alignement des hanches. Elle est généralement mince. Ses courbes valorisent l'harmonie de la silhouette. La poitrine n'est pas généreuse.

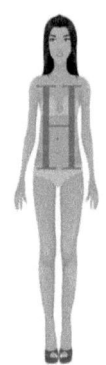

MORPHOLOGIE

H

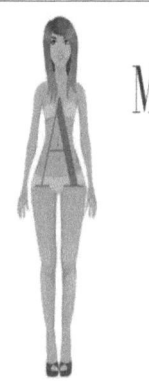

MORPHOLOGIE

A

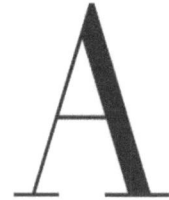

Le type en **H** ou en rectangle

La femme en **H** est bien proportionnée et élancée. Cette morphologie est typique des défilés de mode.

Ses caractéristiques sont : des épaules bien structurées qui sont alignées à ses hanches, une silhouette plutôt longiligne et svelte avec une poitrine menue. Sa taille est très peu marquée et les fesses sont peu anguleuses.

Cette morphologie est svelte, athlétique.

Le type en **A**, en triangle ou pyramide

Cette morphologie est la plus répandue, elle est présentée comme le symbole de la féminité.

Ses caractéristiques sont : contrairement aux autres types, ici les épaules sont plus étroites que les hanches. Le fessier, le bassin et les cuisses sont en rondeur. La taille sera fonction de la silhouette. La poitrine peut avoir différentes tailles.

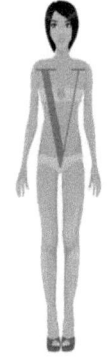

MORPHOLOGIE
V

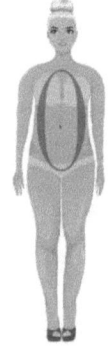

MORPHOLOGIE
O

Le type en **V**

Ce type en V est lié à la femme sportive et musclée. Comme son pendant masculin.

Ses caractéristiques sont : des épaules carrées et plus larges que les hanches avec un bassin étroit. Les jambes sont longues et fines. La corpulence générale apparaît sèche.

Le type en **O**, ou ronde ou pomme

Le type en **O** peut être bien équilibré. Il est davantage plantureux.

Ses caractéristiques sont : des épaules et des hanches arrondies de même largeur. La taille, le ventre, les cuisses, les hanches et les bras sont tout en rondeur. La poitrine est généreuse et les fesses sont rebondies.

En résumé, nous sommes 8, X, H, A, V ou O (le I est un cas à part, il nous intéresse peu) combiné avec l'ectomorphe, le mésomorphe ou l'endomorphe. Il convient donc maintenant de savoir dans quelle catégorie on se trouve afin d'agir en conséquence. Mais surtout, il ne faut pas commettre l'erreur de vouloir en changer de type. Cela est impossible, on ne pourra modifier que sa silhouette.

LES MESURES

Comme les différences morphologiques sont vues, il nous faut voir maintenant ce que nous sommes et comment nous nous situons par rapport à la norme.

Oups ! Un autre très vilain mot est lâché ! Est-il possible d'être « normé » ? si oui, par rapport à quoi ou à qui ? Les personnes proposant ces calculs n'ont pas toujours intégré dans ceux-ci tous les paramètres des individus mesurés. Ils ont simplement appliqué des facteurs (de multiplication, de division, d'addition ou de soustraction) et des constantes qui pouvaient leur donner des résultats satisfaisants. Je ne crois pas à la nécessité absolue d'avoir de telles références. Elles ne servent qu'à nous culpabiliser de ne pas rentrer dans le moule. D'autant que les chiffres peuvent différer d'un calcul à l'autre. En revanche, il peut être intéressant de se mesurer, toujours avec la même mesure, afin de voir notre progression et non le but à atteindre (nous verrons plus tard la problématique des objectifs). Cela servira de base de comparaison et non de norme. Commençons par le plus célèbre, l'IMC ou Indice de

Masse Corporelle.

Formule et calcul de l'IMC

Inventé au milieu du XIXe siècle par Adolphe Quetelet, mathématicien belge et l'un des fondateurs de la statistique moderne, cet indice est appelé aussi l'indice de Quetelet. Son calcul est simple : il correspond au poids divisé par le carré de la taille : IMC = poids en kg/taille² en m. Le chiffre obtenu permet d'estimer la corpulence et éventuellement le surpoids ou l'obésité chez l'adulte, homme ou femme.

Donc pour une personne de 1,79 m et de 90 kg, il faudra faire le calcul suivant :

1,79 x 1,79 = 3,20 et on divise 90 par 3,20 (90/3,20) ce qui donne : 28,12 ou 90/1,79² = **28,12**. Je suis donc actuellement en surpoids. Mais j'étais à **35,31**.

Et pour une personne de 1,65 et 58 kg : 58/1,65² = **21,32**

En inversant la formule, on peut donner une approximation du poids idéal pour une taille donnée : poids idéal = IMC x taille au carré. Par exemple, pour obtenir un IMC compris entre 18,5 et 25 quand on mesure 1m79, comme moi, il faudrait peser entre 60 kg et 80 kg ! Irréaliste dans mon cas !

L'Organisation Mondiale de la santé (OMS) a défini, en 1997, cet indice de masse corporelle comme la norme pour évaluer les risques liés au surpoids chez l'adulte. Elle a également défini des intervalles standards (maigreur, indice normal, surpoids, obésité) en se basant sur la relation constatée statistiquement entre l'IMC et le taux de mortalité.

IMC	Interprétation
Moins de 16,5	dénutrition
16,5 à 18,5	maigreur
18,5 à 25	Poids normal
25 à 30	surpoids
30 à 35	Obésité modérée
35 à 40	Obésité sévère
+ de 40	Obésité morbide

Il faut néanmoins faire attention car cet indice de risque ne prend pas en compte la proportion de masse musculaire ni de masse osseuse. Il est donc inadapté sur certaines populations et en particulier les sportifs, qui se retrouvent alors très souvent mesurés en surpoids alors que leur forme physique est supérieure à la moyenne. Il perd également de sa pertinence chez les personnes très grandes ou très petites.

L'IMC est un indicateur et non une donnée absolue. De plus, l'IMC de bonne forme varie selon la morphologie de la personne considérée. Une personne peut être trapue sans être grasse, et une autre peut être longiligne mais avoir une masse graisseuse trop importante. De plus, l'IMC n'est pas valable pour les femmes enceintes. Donc, s'il a une bonne spécificité, il a une mauvaise sensibilité pour détecter l'excès d'adiposité.

Il existe un autre indice intéressant mais il est compliqué à calculer. C'est l'indice de corpulence fondé sur la surface corporelle ou : Surface based body shape index, SBSI. Je vous donne le formule de calcul : $SBSI=(H^2 \times WC)/BSA \times VTC$. Avec H : la taille en cm, WC : le tour de ceinture en cm, BSA : la surface corporelle en cm^2 et VTC le périmètre du tronc. Nous nous épargnerons le calcul de la surface corporelle et laisserons cet indice de côté.

Le poids idéal avec la formule de Lorentz

Le Dr Friedrich Lorentz, membre du département d'hygiène du sport de l'institut de Hambourg, a créé en 1929, une formule pour trouver le poids idéal en fonction de sa taille, en centimètres, et de son sexe.

Les formules sont les suivantes :

Poids masculin (en kg) = Taille – 100 – ((taille – 150) /4)).

Poids féminin (en kg) = Taille – 100 – ((taille – 150) /2.5)).

Je devrais donc peser :179 – 100 – (29/4) = **71,75** kg. Vue ma corpulence, ce poids « idéal » est parfaitement illusoire.

Il risque de l'être aussi pour nombre de personne.

Et une femme que je connais bien : 170 – 100 - (20/2,5) = **62** kg. Là ça va. Mais elle a toujours été comme ça, à quelques kilos près.

Cette formule présente deux inconvénients très importants : elle ne tient pas compte de l'âge ni de la morphologie de la personne concernée. C'est un calcul approximatif, il manque de pertinence.

Le poids idéal avec la formule de Creff

Celle-ci vous permet de déterminer votre poids idéal théorique en fonction de votre taille, de votre âge, et de votre morphologie. Elle tente de corriger la formule de Lorentz en introduisant les notions d'âge et de morphologie. Cependant, elle ne prend pas en compte votre sexe. Une personne de morphologie "fine" verra son poids idéal diminué de 10% (la multiplication par 0,9) par rapport à une personne de morphologie "normale" et une personne de morphologie "large" verra son poids idéal augmenté de 10% (la multiplication par 1,1).

Nous notons que les notions "fine", "normale" et "large" restent vagues et sans doute trop subjectives pour que le résultat soit vraiment satisfaisant pour tout le monde.

Poids idéal, morphologie "normale" = [Taille (en cm) - 100 + Age (en années) / 10] * 0,9.

Poids idéal, morphologie "fine" = [Taille (en cm) - 100 + Age (en années) / 10] * 0,9 * 0,9.

Poids idéal, morphologie "large" = [Taille (en cm) - 100 + Age (en années) / 10] * 0,9 * 1,1.

Mon poids si j'étais normal : (179 – 100 + 63/100) x 0,9 = **77,31** kg, si j'étais fin : (179 – 100 + 63/10) x 0,9 x 0,9 = **69,10** kg, mais je suis large, donc je devrais peser : (179 – 100 + 63/10) x 0,9 x 1,1 = **84,45** kg.

Ces calculs montrent une différence de **15,35** kg entre les deux extrêmes. Ils auront chacun respectivement un IMC de

21,59 ; 24,16 ; 26,4. Mon poids idéal en large se trouve au début de la catégorie du surpoids. Ceci me va presque bien.

Formules et calcul de l'IMG

Cet indice est moins connu et moins utilisé par les particuliers que l'IMC. Il fait partie de ceux utilisés par les professionnels de santé, les nutritionnistes et autres diététiciennes. L'Indice de Masse Grasse, ou IMG, présente plusieurs formules de calcul. Ce sont des pourcentages.

La première formule de Deurenberg :

IMG homme = (1.20 x IMC) + (0.23 x Age) − 16,2

IMG femme = (1.20 x IMC) + (0.23 x Age) − 5.4

La seconde formule de Deurenberg :

IMG homme = (1.29 x IMC) + (0.20 x Age) − 19.4

IMG femme = (1.29 x IMC) + (0.20 x Age) − 8.0

La formule de Gallagher :

IMG homme = (1.46 x IMC) + (0.14 x Age) − 21.6

IMG femme = (1.46 x IMC) + (0.14 x Age) − 10.0

La formule de Jackson-Pollock :

IMG homme = (1.61 x IMC) + (0.13 x Age) − 26.1

IMG femme = (1.61 x IMC) + (0.13 x Age) − 13.9

Cela fera pour moi et mon IMC de 28,10 et mon épouse et son IMC de 21,10 :

formule	moi	elle
Deurenberg	32,03 %	34,8 %
Deurenberg II	29,47 %	31,62 %
Gallagher	28,27 %	29,48 %
Jackson-Pollock	27,36 %	29,16 %

L'interprétation selon la première formule de Deurenberg est la suivante, en fonction du sexe :

femme	homme	
< à 25 %	< à 15 %	Trop maigre
25 % à 30 %	15 % à 20 %	normal
> à 30 %	> à 20 %	Trop de graisse

Quels commentaires peut-on faire à la vue de ce tableau ? On peut aussi se poser quelques questions. Pourquoi un tel écart entre les calculs ? Lequel est le bon, le vrai, celui qui reflète ma réalité ? Ces chiffres représentent des pourcentages, et la différence entre les extrêmes est de 4,7 %

pour moi et de 5,64 % pour elle. C'est à dire **4,23** kg et **3,44** kg, respectivement. Je repose la question : *lequel est le bon* ?

Notons quand même que la masse grasse augmente régulièrement au cours du vieillissement dans les deux sexes, jusque vers 70 ans. Elle double approximativement entre 20 et 70 ans, passant de 18-25 % à 35-40 % du poids du corps chez les femmes et de 13-18 % à 30-35 % chez les hommes. Cet accroissement s'explique par la baisse des activités physiques et des dépôts lipidiques qui se concentrent principalement dans les tissus adipeux autour des viscères et des muscles.

Ouf ! Finalement je suis « normal » et nous sommes « normaux» !

Encore une fois, il convient de se méfier des chiffres et leur interprétation peut être sujette à caution. Leur pertinence n'est pas toujours avérée. En voici d'autres, des chiffres et des mesures.

Le rapport tour de taille/hanches

La mesure du RTH (Rapport Taille-Hanches) permet d'avoir une idée plus précise concernant la masse graisseuse dans votre corps. Comme son nom l'indique, l'objectif de cette méthode est de mesurer le rapport du tour de taille à celui du tour de hanches. Grâce aux résultats obtenus, vous êtes en mesure de procéder à l'évaluation des lipides stockés sur vos hanches, autour de votre taille et au niveau de vos fesses.

Selon les professionnels de la santé, il est nécessaire de connaître ce ratio. En effet, la présence d'une masse adipeuse en excès autour de votre abdomen augmente les risques d'accident cardiovasculaire. Pour calculer le RTH, il suffit de diviser le tour de taille (en cm) par le tour de hanches (en cm). Pour ce faire il vaut mieux utiliser un mètre-ruban. Celui-ci doit être placer au niveau du nombril.

Pour un homme, le RTH ne doit pas excéder 1, avec un tour de taille ne dépassant pas les 100 cm.

Dans mon cas les mesures donnent 102 de tour taille et 104 de tour de hanche. Mon rapport est de 0,98, ce qui est bon mais la taille est trop importante. Qu'en penser ?

Pour une femme, le RTH ne doit pas excéder 0,8 ; avec un tour de taille inférieur à 88 cm.

Ici les mesures nous laissent plus de liberté. Mais il convient de les relier à notre/votre morphologie.

Le tour de poignet

C'est la formule de Monnerot-Dumaine. Elle tient compte d'une mesure corporelle autre que la taille : la silhouette de l'individu. Elle s'adapte ainsi à la morphologie de chacun. Cette formule vous permet de connaître le poids que vous devez avoisiner pour rester en bonne santé. Elle se calcule à partir de deux paramètres : la taille et le tour du poignet, le tout en centimètres.

[(Taille − 100 + (4 x Circonférence du poignet)] / 2

[(179 − 100 + (4 x 19)] / 2 = **77,5** kg

Elle a un inconvénient majeur : elle n'intègre qu'un rapport entre la taille et le tour de poignet. Mais surtout, c'est une formule de calcul approximative qui n'est pas scientifiquement reconnue par les professionnels de la santé.

Dans cet esprit, il est quand même intéressant de connaître la caractéristique dominante de son ossature. Pour ce faire, il suffit d'entourer votre poignet avec le pouce et l'index de votre main opposée. Les résultats permettent de vous situer par rapport aux différentes catégories :

- Ossature grande si vos doigts ne se touchent pas.

- Ossature moyenne si vos doigts se touchent.

- Ossature petite si votre pouce recouvre votre index.

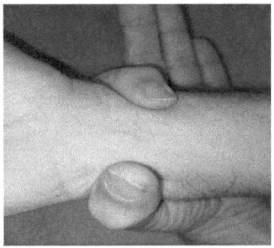

J'ai donc une grande ossature, les mesures devront être adaptées à cette donnée.

Nous venons de passer en revue les mesures concernant notre physique. Elles ne sont pas toutes pertinentes, loin de là ! Bien souvent elles représentent un idéal possible à atteindre (très difficilement) mais non recommandé surtout lorsqu'on s'approche de la soixantaine et que cette mesure n'a jamais fait partie de notre vie. Ou il y a très longtemps.

Néanmoins, pour aller au bout des calculs, il nous faut en voir un dernier. Il ne concerne pas le physique mais ce dont il a besoin : le métabolisme ou la dépense énergétique exprimée en calories.

Les calories

La calorie est une unité de mesure qui détermine la quantité de chaleur émise par un aliment pendant sa combustion. Et brûler la nourriture est chimiquement comparable à ce que fait notre corps pendant la digestion. Le processus sera plus lent que la combustion réelle, toutefois le principe reste pertinent. Mais les indications caloriques présentent sur les aliments industriels sont théoriques et celles-ci ne seront pas utilisées de la même façon par notre organisme. Plus la nourriture est déstructurée, industrialisée, plus son énergie est consommée par notre corps. Donc, en cuisinant des produits bruts, à valeur calorique égale, nous absorberons moins d'énergie. S'il n'y a qu'une sorte de calorie, notre corps fera la différence entre les mauvaises, les industrielles, et les bonnes, les cuisinées maison.

La perte de poids se produit lorsqu'on consomme moins de calories qu'on en absorbe. La prise de poids est provoquée par l'effet inverse. Perdre du poids demandera de créer un équilibre calorique négatif, en consommant moins de calories que nécessaire.

La dépense calorique est composée des trois éléments

suivants :

- Le taux métabolique au repos, ou RMR. C'est le nombre de calories dont notre corps a besoin pour maintenir ses fonctions corporelles vitales comme la respiration ou la circulation sanguine, entre autres.
- L'effet thermique des aliments, ou TEF. Il s'agit des calories utilisées pour digérer, absorber et métaboliser les aliments.
- L'effet thermique de l'activité, ou TEA. Ce sont les calories utilisées par les mouvements corporels.

Plusieurs formules ont été proposées pour estimer sa valeur de base, c'est-à-dire les besoins en énergie de notre corps pour simplement vivre, sans rien faire d'autre que vivre. Il en ressort deux fréquemment utilisées par les professionnels.

La formule de Harris et Benedict, recalculée par Roza et Shizgal (1984) :

Le calcul est exprimé en kilocalories,

P la masse en kilogrammes,

T la taille en mètres,

A l'âge en années.

Pour les hommes : 13,707xP+492,3xT-6,673xA+77,607

Pour les femmes : 9,740xP+172,9xT-4,737xA+667,051

Mon métabolisme de base serait de 1771,51 cal/jour.

Pour madame, il serait de 1266,164 cal/jour.

Mais c'est la formule de Black *et al.* (1996) qui est actuellement la référence, en particulier dans le cas des sujets en surpoids et des personnes âgées (de plus de 60 ans). Elle est exprimée en kilocalories, soit 1000 kcal = 4,186 MJ.

Pour les hommes : $259X(P^{0,48} \times T^{0,5} \times A^{-0,13})$

Pour les femmes : $230X(P^{0,48} \times T^{0,5} \times A^{-0,13})$

On voit bien qu'elle est particulièrement difficile à calculer pour une personne lambda. Tout le monde n'est pas capable d'élever un nombre à une puissance décimale. Mais on peut y arriver, la calculatrice de mon téléphone le permet, c'est le signe ^. par exemple : 90^0,48=8,67.

Je trouve, pour moi : 1753 cal/jour et pour madame : 1278,22 cal/jour.

Il y a juste une petite différence entre les deux calculs. Est-elle significative ? Là aussi j'en doute.

Outre les calories, d'autres facteurs sont à prendre en compte.

- Le sexe : à taille égale, les femmes ont un rapport graisse/muscle plus élevé que celui des hommes. Leur RMR est de 5 à 10% inférieur, moins de muscles, moins de besoins. Elle brûlent donc 5 à 10% de calories en moins au repos. À régime alimentaire équivalent, les hommes peuvent perdre du poids plus rapidement. Le maintien de cette perte est d'un autre domaine.

- L'âge : par cette progression temporelle inéluctable, la masse grasse augmente et la masse musculaire diminue. Les besoins caloriques diminuent et les adultes du 3ème âge ont un RMR inférieurs de 20 à 25 % à ceux des adultes plus jeunes. Cette diminution peut rendre la perte de poids plus difficile avec l'âge.

- Le point de départ : les besoins et les calculs seront différents en cas de surpoids simple comparé à une personne en obésité morbide.

- Le sommeil : il a été démontré qu'une seule nuit de privation de sommeil augmente le désir d'aliments riches en calories et pauvres en nutriments. D'où l'importance d'une bonne qualité de sommeil. Mieux on dort, mieux on maigrit.

Enfin il y a aussi certains médicaments, l'état de santé ou encore les antécédents familiaux.

Mais le problème se situe surtout dans ce que nous propose les régimes basses calories. Allez voir et faites la comparaison avec le taux métabolique au repos, ou RMR, vu plus haut. Vous comprendrez vite pourquoi il ne sont pas adaptés.

SURPOIDS ET OBÉSITÉ CHEZ L'ADULTE[1]

Pourquoi repérer l'excès de poids

Il y a deux raisons essentielles : l'obésité est une maladie chronique et l'excès de poids augmente la morbidité. De plus, La mortalité totale augmente avec l'indice de masse corporelle essentiellement à partir d'un IMC ≥ 28 kg/m2, sauf pour les patients âgés.

Il faut souligner l'intérêt de la perte de poids chez les personnes concernées pour réduire les comorbidités associées. Ainsi, une perte de poids de 5 % à 10 % diminue le risque d'apparition du diabète de type 2.

De plus, les personnes ayant une obésité sont souvent victimes de nombreuses discriminations qui touchent toutes les dimensions de leur vie. Il est recommandé d'en mesurer l'impact. Mais il est aussi recommandé d'être mis en garde contre les régimes successifs à l'origine de fluctuations de poids qui peuvent être dangereuses pour la santé et contre

_____

1 Haute Autorité de Santé de 2011 : la prise en charge médicale du surpoids et de l'obésité chez l'adulte.

l'utilisation des traitements médicamenteux hors prescription médicale.

Facteurs favorisant la prise de poids

Apports énergétiques excessifs (alimentation trop riche, trop dense en calories, boissons sucrées, grande taille des portions).

- Sédentarité.
- Arrêt ou réduction de l'activité physique et sportive.
- Arrêt du tabac non accompagné de mesures adaptées.
- Consommation d'alcool.
- Prise de certains médicaments (parmi lesquels des neuroleptiques, des antidépresseurs, des antiépileptiques, l'insuline, les sulfamides hypoglycémiants, les corticoïdes).
- Facteurs génétiques et antécédents familiaux d'obésité.
- Antécédents d'obésité dans l'enfance.
- Grossesse.
- Ménopause.
- Troubles du comportement alimentaire (impulsivité alimentaire, compulsions alimentaires, hyperphagie boulimique).

- Troubles anxieux, dépressifs et périodes de vulnérabilité psychologique ou sociale.
- Facteurs professionnels (parmi lesquels activité stressante, travail posté).
- Diminution du temps de sommeil.

Faire un bilan

- Retracer son histoire pondérale.
- Évaluer son activité physique et sa sédentarité.
- Étudier les habitudes et les apports alimentaires réels.
- Rechercher les médicaments pris et leurs liens éventuels avec la prise de poids.
- Évaluer sa perception de l'excès de poids (comment nous nous imaginons et comment nous sommes), le vécu et la motivation au changement.
- Rechercher et comprendre les conséquences de l'excès de poids.

Objectifs thérapeutiques

- Pour les patients en surpoids, l'objectif est avant tout de ne pas prendre de poids.

- En cas de tour de taille élevé (≥ 80 cm chez la femme, ≥ 94 cm chez l'homme), l'objectif est de stabiliser le poids et de réduire le tour de taille.
- En cas de comorbidité associée, l'objectif est la perte de poids et/ou la réduction du tour de taille.
- Pour les patients ayant une obésité, il est recommandé d'avoir pour objectif une perte pondérale de 5 % à 15 % par rapport au poids initial et de prendre en charge les comorbidités associées.
- Stabiliser le poids est déjà un objectif intéressant pour les personnes ayant une obésité qui sont en situation d'échec thérapeutique.

Comment faire ?

Un patient en excès de poids nécessite une éducation diététique, des conseils d'activité physique, une approche psychologique et un suivi médical que le médecin généraliste peut assurer dans bon nombre de cas. Seul, c'est souvent difficile. Il faut faire confiance en la neutralité du praticien. Il ne vous jugera pas.

Si on désire perdre du poids, il faut être informé et avoir conscience des risques que présentent des régimes trop restrictifs et déséquilibrés.

Il faut établir des objectifs de réduction pondérale réalistes (avec en moyenne une perte de poids de 1 à 2 kg/mois), en définissant des moyens adaptés dans le cadre d'un contrat thérapeutique. Les deux piliers de ce contrat sont :

1) *l'alimentation* :

Pour un amaigrissement nécessaire (surpoids avec comorbidité ou obésité), le conseil nutritionnel vise à diminuer la ration énergétique grâce à une alimentation de densité énergétique moindre et/ou un contrôle de la taille des portions.

On doit chercher à corriger un excès d'apports énergétiques et trouver un équilibre alimentaire à travers des modifications durables des habitudes alimentaires.

2) *l'activité physique* :

L'activité physique quotidienne est indispensable au même titre que le sommeil ou l'hygiène corporelle. Elle doit être pratiqué en fonction de ses possibilités et de sa motivation. Mais elle ne saurait être moindre que 2 h 30 par semaine en intensité modérée.

Pour en retirer un bénéfice supplémentaire il faudrait augmenter la durée de l'activité physique d'intensité modérée de façon à atteindre 5 h par semaine (ou pratiquer 2 h 30 par semaine d'activité physique d'intensité soutenue, ou une combinaison équivalente d'activité d'intensité modérée et soutenue).

Enfin, et très important, **il n'existe pas de traitement médicamenteux susceptible de traiter les problèmes de poids**. Il n'incombe qu'au patient, au mieux avec l'aide de son médecin, de les corriger. Pour ce faire il convient de suivre les recommandations suivantes. Sachant que personne ne peut être parfait, les appliquer en totalité et à la lettre relève de la gageure. Il faut choisir ce qui nous paraît le plus faisable dans un premier temps puis d'ajouter d'autres pratiques lorsqu'on se sent en capacité de le faire. Il est, encore une fois, illusoire de vouloir changer du tout au tout en un temps très bref. Changer des habitudes ancrées depuis des années n'est pas une chose aisée. Il faut se donner le temps.

Conseils diététiques :

- Limiter la consommation des aliments à forte densité énergétique, riches en lipides ou en sucres, et les boissons sucrées ou alcoolisées.
- Choisir des aliments de faible densité énergétique (fruits, légumes), boire de l'eau.
- Contrôler la taille des portions.
- Diversifier les choix alimentaires en mangeant de tout (ne pas éliminer les aliments préférés mais en manger modérément).
- Manger suffisamment et lentement à l'occasion des repas, ne pas manger debout, mais assis bien installé à une table, si possible dans la convivialité.
- Structurer les prises alimentaires en repas et en collations en fonction des nécessités du mode de vie du sujet (en général, 3 repas principaux et une collation éventuelle), ne pas sauter de repas pour éviter les grignotages entre les repas favorisés par la faim.
- Se rassurer quant à son droit au plaisir de manger, la convivialité des repas est souhaitable.

Conseils pour l'acquisition des aliments :
- Prévoir les menus pour le nombre de convives.
- Faire une liste de courses.

- Faire ses courses sans avoir faim.

- Éviter d'acheter des plats tout prêt.

- Apprendre à lire les étiquettes d'information sur les emballages.

Conseils pour la préparation des aliments :

- Cuisiner si possible soi-même ou indiquer clairement les consignes à la personne qui cuisine.

- Proposer la même alimentation pour toute la famille (seules les quantités vont varier).

- Utiliser les produits de saison.

- Limiter l'utilisation de matière grasse pour la cuisson.

- Cuisiner des quantités adaptées.

- Limiter la taille des plats.

- S'il y a des restes, proposer de les accommoder pour le repas suivant.

Conseils pour les repas :

- Se consacrer au repas, être attentif à son assiette.

- Prêter attention aux sensations perçues lorsqu'on mange (est-ce acide, amer, sucré, chaud ?).

- Servir à l'assiette, remplir les assiettes avant de les apporter sur la table (éviter de laisser le plat sur la table).

- Ne pas se resservir.

- Déposer les couverts entre chaque bouchée en cas de tachyphagie (manger trop rapidement, gloutonner).

- Utiliser des assiettes de diamètre standard (ou petit) pour obtenir une taille des portions adaptée

Conseils entre les repas :

- Proposer aux personnes qui mangent en réaction à des émotions négatives (déception, ennui, nervosité) un comportement incompatible avec le fait de manger, comme téléphoner ou se doucher ou faire une promenade.

- Éviter d'acheter ou stocker en quantité les aliments habituellement consommés lors des grignotages.

- En cas de perte de contrôle, préférer les aliments à faible densité calorique.

- Accepter de ne pas se cacher et de prendre le temps de déguster lentement.

Les activités physiques :

Les différentes durées sont équivalentes en dépense énergétique.

<u>Faible</u> : 45 minutes de marche lente (4 km/h), laver les vitres ou la voiture, faire la poussière, l' entretien mécanique ; jouer à la pétanque, au billard, au bowling, au frisbee ; faire de la voile, du golf, du volley-ball, du tennis de table (de loisir, en dehors de la compétition).

<u>Modérée</u> : 30 minutes de marche rapide (6 km/h), jardinage léger, ramassage de feuilles, port de charges de quelques kg, danse de salon, vélo ou natation « plaisir », aqua-gym, ski alpin.

<u>Élevée</u> : 20 minutes de marche en côte, randonnée en moyenne montagne, bêcher, déménager, jogging (10 km/h), VTT, natation « rapide », saut à la corde, football, basket-ball, sports de combat, tennis (en simple), squash.

LE SUCRE

Selon une étude réalisée par le CNRS Bordeaux en février 2015, le sucre peut être plus addictif que la cocaïne et autres drogues dures. Cette étude a été réalisée sur des rats, mais on peut facilement l'appliquer à l'homme.

Le sucre est un aliment réconfortant, Il comble les manques affectifs en cas de souffrance. Lors d'une rupture amoureuse, s'il y a des problèmes familiaux ou au travail, consommer (souvent rapidement, en "s'empiffrant") un gâteau, un bonbon, un chocolat ou une crème glacée et l'on se sent tout de suite mieux. Il faut bien comprendre que le sucre en soi n'est pas malsain. Il est même nécessaire pour nourrir notre corps en lui fournissant de l'énergie. D'ailleurs, les personnes sous perfusion sont nourries de glucose. De plus il est bon pour le moral. Le problème, car il y en a un, c'est l'excès. En effet, manger trop de sucre peut créer une dépendance. Sur le long terme, son excès va provoquer de graves maladies.

Toutefois, il y a une bonne nouvelle : l'addiction au sucre n'est pas complètement une fatalité. Il est possible de manger sans sucre, ou du moins de diminuer sa consommation mais c'est un long chemin semé d'embûche. Si entre vous et le sucre, c'est une grande histoire d'amour, vous y êtes peut-être accro. Il faudra sûrement soigner cette addiction. Le terme n'est pas trop fort. On a la maladie du sucre. Celle-ci est socialement acceptable, à la différence des autres drogues. Sauf dans les cas d'obésité extrême, on peut vivre normalement, tout est en vente libre et à disposition. Le "shoot" de sucre ne nous marginalise pas.

Addiction au sucre ?

Notre alimentation comporte deux sortes de sucres :

1) Le glucose, appelé aussi sucre lent ou bon sucre. Il est naturellement présent dans certains types d'aliments tels les féculents, les céréales, les légumineuses, le pain ou encore les fruits. Ils sont indispensables au bon fonctionnement de notre corps.

2) Le saccharose et le fructose, appelés aussi sucres rapides et sucres ajoutés. On les retrouve dans les pâtisseries, les sodas, les plats industriels. Les fabricants mettent plus de sucre que nécessaire dans les produits ultra transformés pour leur donner plus de goût et les rendre plus appétants. On en trouve même

dans la pâte à pizza ! Ces sucres rapides ou mauvais sucres ne sont pas indispensables à notre organisme, loin de là. Au contraire, consommés en trop grande quantité, ils entraînent de nombreuses maladies. Essentiellement l'obésité, le diabète, les maladies cardio-vasculaires, l'hypertension, certains cancers, les caries dentaires. Il provoque des troubles de l'alimentation (boulimie vomitive, hyperphagie...), etc. La consommation excessive de ces sucres favorise et entraîne une addiction, on ne peut plus s'en passer.

Pourquoi cela ?

Pour les spécialistes et les nutritionnistes, le sucre appelle le sucre. En d'autres termes, plus on en mange, plus on en veut. On crée soit même le besoin donc la nécessité. L'addiction au sucre est physiologique. Il stimule le noyau "accumbens" du cerveau, centre d'apprentissage et de motivation. Mais surtout c'est la zone du système nerveux impliquée dans le circuit de récompense et de dépendance aux drogues. Celui-ci secrète alors de la dopamine, l'hormone du bonheur. Quand on mange du sucre, on éprouve du plaisir et de la satisfaction. Pour retrouver cette sensation, on en mange plus, encore et encore. Sur le long terme, la consommation excessive du sucre entraîne des modifications biologiques durables dans le cerveau.

En outre, il y a une autre explication à l'addiction au sucre. En effet, lorsque vous mangez des aliments à indice glycémique haut, votre taux de sucre dans le sang, la glycémie, est élevé. Pourtant, le corps humain n'est pas génétiquement programmé à recevoir une telle quantité de sucre. Il va alors sécréter plus d'insuline pour libérer le sucre dans le sang et le stocker dans les cellules. Par conséquence, le sang va se retrouver avec un taux de sucre bas. Résultat, vous vous sentez fatigué, sans entrain et vous aurez constamment envie de dormir. Pour retrouver de l'énergie, vous aurez envie de manger quelque chose de sucré et vous allez manger trop de sucre. C'est un cercle vicieux. Sans même vous en rendre compte, vous basculez dans la dépendance au sucre.

Les principales causes de la dépendance au sucre

La première cause de cette addiction est la **restriction alimentaire**. On dit souvent : « Tout ce qui est interdit attire ». Ici c'est particulièrement vrai. Si vous suivez un régime alimentaire ou essayez de limiter votre consommation de sucre pour des raisons de santé, vous allez ressentir de la frustration envers ces aliments si désirables mais si interdits. Cela risque fort d'entraîner une rupture du régime et, dès que l'occasion se présente, vous allez vous jeter sur les aliments sucrés. Malheureusement, vous allez regretter votre geste et vous vous sentirez angoissé et anxieux. De nouveau, vous allez vous réfugier dans le sucre pour vous réconforter. Mais vous pourrez toujours vous rappeler que la connaissance intuitive vue au chapitre "philosophie" peut vous aider.

Par ailleurs, nos habitudes alimentaires ont changé ces dernières décennies. En effet, les produits transformés bourrés de sucres raffinés et d'additifs inondent le marché. Il est très facile d'accéder aux gâteaux, cookies, jus de fruits et autres plats industriels. De plus, ils sont moins chers par rapport aux produits bios ou faits maison. Cette accessibilité renforcée par les publicités rend la tentation très grande, et il est très difficile de ne pas y succomber. On peut réfléchir en se disant que nous ne voulons pas être dépendants des propositions de dupes des supermarchés. Ils nous volent notre liberté en actionnant les leviers de la dépendance.

Comment repérer l'addiction au sucre ?

L'addiction au sucre est une pulsion alimentaire qui concerne principalement les personnes qui se laissent envahir par leurs émotions, qu'elles soient négatives ou positives. Ainsi, pour les gérer, elles se réfugient dans la nourriture, principalement le sucre.

Pour le savoir, vérifiez si vous avez les symptômes suivants :

- Une envie frénétique de sucre : il ne s'agit pas de vouloir manger un gâteau ou un biscuit de temps en temps, mais d'une envie très fréquente.

- Une recherche compulsive de sucre.

- Une grande anxiété et une sensation de manque quand vous n'en mangez pas.

- Une envie de manger plus de produits ultra-transformés.

- La dépression : lorsque vous ne pouvez pas satisfaire votre envie de sucre, vous vous sentez déprimé.

Si vous avez tous ces symptômes (ou la plupart), il n'y a pas de doute, vous souffrez d'une addiction au sucre.

Comment diminuer le sucre ?

Manger sans sucre du jour au lendemain est non seulement impossible, mais aussi dangereux pour la santé. Aussi, pour soigner votre addiction au sucre, vous devez diminuer petit à petit votre consommation jusqu'à ne plus manger trop de sucre.

Pour ce faire, voici quelques astuces pour y arriver :

- Éviter les produits « allégés en sucre » ou light. Ceux-ci contiennent de nombreux additifs néfastes pour la santé. Si vous ne pouvez pas manger sans sucre, pensez à des alternatives comme le sirop d'agave, la stévia ou le sucralose.

- Remplacer les sucres rapides par des sucres lents et des repas sains : fruits frais et secs, oléagineux.

- Préparer des plats maison pour avoir le choix des ingrédients.

- Lire les étiquettes des aliments. Au début c'est fastidieux mais c'est presque obligatoire.

Enfin, on ne peut pas parler du sucre sans aborder, très sommairement, la notion d'Indice Glycémique ou I.G.

Cette mesure est surtout utile pour les personnes diabétiques de type I. En effet, ils ont besoin de savoir de quelle manière leur corps va traiter l'apport alimentaire et son effet sur la glycémie. Néanmoins, surveiller l'I.G. de nos aliments peut être bénéfique en évitant ceux ayant un indice trop élevé.

I.G. Faible : la plupart de légumes verts et des fruits frais, les légumes secs, les céréales en grains, le riz complet, le chocolat noir (à 80 % minimum), lait et produits laitiers, viandes, oléagineux, pain intégral.

I.G. moyen :produit à base de céréales complètes, pain complet, riz blanc, miel, bananes, raisins secs, abricots secs, figues sèches, pommes de terre cuites avec la peau, à l'eau ou à la vapeur.

I.G. Élevé : pain blanc, pommes de terre pelées, cuites au four ou frites, confiseries, dattes, sucre blanc, barres chocolatées, pastèques.

LE GRAS

Il apparaît sous différentes acceptions : gras, graisses, lipides ou encore acide gras (avec des variantes dans ce cas). Il s'agit bien pourtant de la même chose, déclinée en différents types. Le gras est aussi généralement perçu comme étant un élément néfaste pour notre santé. On nous l'a seriné tant et plus alors qu'il est absolument nécessaire au bon fonctionnement de notre organisme, au même titre que le reste des nutriments, les fibres, les glucides, les protéines, etc.

Le gras, en plus d'être un carburant corporel, a un rôle structural pour les membranes des cellules. Sans lui nous présentons des carences. Consommé de manière raisonnable, le gras n'est pas un problème, au contraire, mais des excès à répétition auront un effet délétère pour notre santé. Il va se stocker en de mauvais endroit, dans les vaisseaux sanguins en particulier. Non seulement nous prendrons du poids, ce qui n'est pas recommandé, mais il aggravera les risques pour toutes les maladies cardiovasculaires.

De plus, comme le sucre, on peut avoir une dépendance

au gras. Une étude[1] montre que les lipides retrouvés dans la circulation sanguine après la digestion d'un repas peuvent agir directement sur les neurones à dopamine, celle du circuit de la "récompense". On le sait, l'alimentation est aussi source de plaisir. La libération de dopamine dans ce circuit neuronal est un mécanisme clé dans le plaisir associé à la nourriture. C'est le même circuit que celui utilisé par les drogues dites d'abus (comme la cocaïne ou la morphine) pour exercer leur propriété addictive. Ceci est étonnant car le cerveau est considéré comme un organe qui ne consomme que du sucre pour ses besoins énergétiques. Mais le gras s'y colle et par conséquence, à l'identique du sucre, plus on consomme de gras, plus on ressent le besoin d'en consommer.

Les types de gras

Il sont de quatre types et sont soit visibles (ceux que l'on met soi-même dans notre cuisine), soit cachés (ceux qui sont naturellement présents dans les aliments plus ceux qui ont été ajoutés par les fabricants).

1- les acides gras saturés : principalement présents dans les produits d'origine animale tels les laitages, les viandes. Mais

---

[1] Berland et al., 2020, Cell Metabolism 31, 773–790 April 7, 2020

aussi dans certaines huiles végétales comme l'huile de palme. Les industriels en font une grande consommation. Si les premiers sont bons, il convient de limiter les seconds.

2- les acides gras monoinsarurés : ce sont les oméga 9 que l'on trouve dans l'huile d'olive ou les oléagineux comme les amandes.

3- les acides gras polyinsaturés : ce sont les acides gras essentiels à l'organisme, car nous sommes incapables de les synthétiser. Ce sont les oméga 3 et 6. On trouve les Ω 3 dans les poissons gras, les avocats ou les noix. Et les Ω 6 dans les huiles élaborées à partir de graines oléagineuses (tournesol, sésame, pépins de raisins, etc.)

4- les acides gras trans ou hydrogénés : ce sont les plus néfastes pour la santé, ils ne sont pas reconnus par l'organisme. Là aussi les industriels les utilisent dans les plats préparés, les pâtisseries, les biscuits. Lisez bien les étiquettes, ils sont notés "AGT" ou "graisses partiellement hydrogénées".

Acide gras -> acide gras saturés

      -> acide gras insaturés -> AG mono-insaturés Ω 9

                            -> AG polyinsaturés Ω 3 et Ω 6

    -> AG trans

Le cholestérol

Il fait partie des matières grasses, à ce titre, il est nécessaire. Il est produit par l'organisme grâce à l'alimentation à travers les produits d'origine animale. Il est particulièrement important de consommer des œufs, des produits laitiers ou autres, sans excès toutefois. Sinon il y a un risque de maladies cardiovasculaires.

On distingue deux types de cholestérol : le HDL (le bon) et le LDL (le mauvais). Le premier récupère le cholestérol en excès afin qu'il soit éliminé par le foie, tandis que le second transporte le cholestérol du foie vers toutes les cellules.

Les diabétiques de type 2 présentent un risque plus élevé de maladies cardiovasculaires : hypertension, infarctus du myocarde. Et l'excès de matières grasses joue un rôle important dans leur développement et leur progression.

On retrouve souvent une hypercholestérolémie chez les patients diabétiques, qui peut elle-même provoquer des perturbations du métabolisme des glucides. Ainsi, il est nécessaire de contrôler son apport en matières grasses pour agir sur la résistance à l'insuline.

Néanmoins, une étude de l'Université de Genève (parue dans la revue *Diabetologia)* montre comment les acides gras semblent se muer en alliés des cellules pancréatiques productrices d'insuline. « Dans notre expérience, nous avons confronté les cellules bêta à des excès d'acides gras seuls, puis les avons associés à de hautes concentrations de glucose. Et contre toute attente, non seulement le gras n'aggravait pas les méfaits de l'excès de sucre mais, au contraire, il permettait aux cellules bêta d'assurer une sécrétion d'insuline proche de la normale » indique Lucie Oberhauser. Le Pr Maechler poursuit : « ...Et l'idée n'est pas de se ruer les yeux fermés sur alimentation riche en graisses... Ces observations montrent aussi l'importance de mobiliser ces acides gras provenant à l'origine de notre alimentation et étant libérés (entre autres) par le tissu adipeux. La clé pour cela ? L'activité physique.»

LA FAIM

« J'ai tout le temps faim »

Vous avez obligatoirement vécu ces sensations : le ventre qui gargouille, un creux dans l'estomac, une baisse d'énergie, des difficultés de concentration.

Le corps sait se faire entendre quand l'heure des repas approche. Mais, certaines personnes ressentent cette sensation de faim plus souvent qu'elles ne le devraient. Si cette impression n'est que désagréable au premier abord, il se pourrait que le cerveau tente de nous alerter sur notre état général. De la qualité des aliments que nous consommons, à une éventuelle perte de poids, il y a maintes raisons au manque de satiété après un repas.

Il est fort peu probable que nous ayons envie d'une pomme pour soulager notre sensation de faim. Les sucreries, les "graisseries" et les "protéineries" sont beaucoup plus tentants. Toutefois, se tourner vers des aliments riches en sucre, en glucides ou en graisses ne contribue pas à être rassasié, au contraire. Cela paraît contre-intuitif, mais le fait de consommer certaines denrées peut accroître la sensation de faim. La science explique ce phénomène : les glucides ne limitent pas la production de la ghréline et de la leptine, hormones impliquées dans la régulation de l'appétit.

En outre, il a été remarqué, à partir de recherche chez les rongeurs, que les rations plus caloriques engendrent une inflammation dans les zones du cerveau concernées par le contrôle du poids, ce qui favorise la consommation de ce genre de nourriture. Il y a de fortes chances que cette observation chez l'animal se retrouve aussi chez l'homme. Donc, le besoin de manger des denrées caloriques pourrait être un cercle vicieux. En fin de compte, ce n'est finalement pas si ridicule de manger une pomme.

Mais c'est loin d'être la seule raison à votre sensation de faim dévorante. La perte de poids peut également contribuer à accroître votre appétit. Ce qui n'est pas totalement illogique. Lorsque vous avez maigri, les hormones présentes dans votre sang signalent à votre cerveau que vos réserves d'énergie sont en train de s'épuiser. De ce fait, votre boîte crânienne économise les ressources de votre corps et stimule votre envie de manger. Ce phénomène se produit quel que soit le poids initial et peut ainsi entraîner la reprise de plusieurs kilos. Rien n'est gagné d'avance.

Et les pulsions alimentaires ?

En plus d'avoir faim, on peut être affecté de pulsions alimentaires. Une question : vous est-il déjà arrivé de manger pour vous réconforter et surmonter un moment de tristesse ? Ou bien, en passant devant un rayon de supermarchés bien garni de saliver à la vue des propositions et d'y céder ? Ou encore, après une période de régime, il a été impossible de vous contrôler face à l'envie de manger un aliment dont vous vous êtes privé.e ?

Ce sont des pulsions alimentaires. Elles désignent un ensemble de comportements de perte de contrôle liés à la nourriture comme :

- Continuer à manger même après satiété.
- Une envie fréquente de manger certains types d'aliments.
- Se lever la nuit et en profiter pour manger.
- Se cacher pour manger de la nourriture.
- Ressentir de la culpabilité après avoir consommé certains aliments, mais les manger à nouveau peu de temps après.

- Trouver des excuses, forcément recevables, afin d'expliquer les raisons pour lesquelles vous avez cédé à votre envie de manger alors qu'il ne fallait pas.

- Se sentir incapable de contrôler la consommation d'aliments malsains en sachant qu'ils causent des dommages physiques ou une prise de poids, etc.

On devient un mangeur compulsif lorsque qu'on n'arrive plus à raisonner face à l'excès de nourriture. Les pulsions varient d'une personne à une autre. Pour d'autres il peut s'agir d'aliments salés, sucrés, du gras. Ou les trois à la fois comme le caramel au beurre salé.

Qu'est-ce qui peut être à l'origine d'une pulsion alimentaire ?

L'ennui, la solitude, les soucis et traumatismes émotionnels, la dépression, l'anxiété. Manger apaise et aide à ne pas penser à ces difficultés existentielles.

Certaines personnes cèdent à une pulsion alimentaire parce qu'elles veulent absolument maîtriser leur alimentation. La peur de grossir, les régimes trop restrictifs, les aliments « interdits » sont souvent la cause. On essaie de résister, mais on finit par craquer. La perte de contrôle alimentaire satisfait donc un besoin immédiat, celui de se faire du bien. Toutefois, il va à l'encontre d'un désir qu'on rejette dans le futur, celui d'être mince et de se plaire. Il est très difficile de résister à ces pulsions.

Une alimentation compulsive peut être aussi un symptôme de boulimie nerveuse ou de trouble alimentaire excessif, ou elle peut survenir indépendamment d'un autre diagnostic de trouble de l'alimentation.

Où est le problème ?

La pulsion alimentaire entraîne généralement une prise de poids qui peut à son tour entraîner l'obésité et d'autres problèmes médicaux liés au poids. Mais pire encore, il peut détruire totalement l'estime de soi c'est-à-dire l'image qu'on a de soi et de son corps.

En effet, s'interdire de manger trop ou de ne plus consommer certains aliments fait que le craquage entraîne automatiquement un sentiment de culpabilité et d'angoisse. Et quand on ressent ces émotions négatives, cela ne fait qu'aggraver le mal-être et par conséquent augmente le risque de craquage. On essaie à nouveau de se réconforter avec la nourriture, suivie de culpabilité. Bref, on s'engouffre dans un cercle vicieux contrôle-craquage-culpabilité-contrôle-craquage-

etc. La pulsion alimentaire a une véritable incidence sur l'estime de soi en plus d'avoir des répercussions importantes sur le poids.

<u>Est-il possible de contrôler une pulsion alimentaire</u> ?

Si vous avez un problème de perte de contrôle liée à la nourriture, cela ne signifie pas que vous serez constamment une personne incapable de vous maîtriser. Il n'y a aucune honte à avoir un trouble de l'alimentation et à demander de l'aide à un professionnel. De nombreuses démarches thérapeutiques peuvent vous aider à comprendre pourquoi vous avez ces comportements et comment les changer.

Il convient, avec l'aide d'un spécialiste de déterminer l'origine de la pulsion alimentaire. Votre médecin vous indiquera un psychologue, un psychiatre ou même un nutritionniste. Eux sauront vous aider, ils en ont la capacité. On apprend à accepter et à faire face à ses émotions sans rechercher le soulagement dans son assiette.

Il est aussi conseillé de privilégier un régime alimentaire varié sain et équilibré. Il ne faut plus se fixer des restrictions inutiles, si du chocolat vous plaît mangez-en une barre sans culpabiliser. Inutile de s'engager dans des régimes hyper restrictifs qui au contraire ne font qu'augmenter la frustration et le craquage.

Savoir dire non

Malgré tout, les efforts demandés peuvent sembler trop grands, trop difficiles. Il faut de l'aide en apprenant à dire "non" mais surtout à *se dire* "non".

Des formateurs utilisent des situations de communications où les protagonistes doivent solliciter le prêt d'un stylo ou refuser de le prêter selon trois modalités. La première demande d'argumenter par tous les moyens possibles ce qui provoque des attitudes et émotions désagréables, du chantage affectif, parfois de l'agressivité et de la culpabilité. La deuxième situation les amène à dire "non" sans plus argumenter. Dans ce cas de figure, le ressenti le plus souvent décrit est une impression de violence. Dans la troisième situation les interlocuteurs sont amenés à regarder le tiers dans les yeux, le remercier de la proposition, qu'ils refusent cependant sans se justifier.

Pourquoi cet exercice nous intéresse-t-il ? Tout simplement parce qu'il est transposable dans le cas d'un régime diététique où l'on se doit souvent de (se) refuser un aliment.

Que l'on soit chez soi, invité par des amis ou dans un supermarché. En effet, nous pouvons, face à la nécessité de refuser quelque chose de dommageable pour notre santé, mais satisfaisant pour notre cerveau, penser qu'un tiers nous fait une proposition que nous devons refuser. Il y aura des "non" plus efficaces que d'autres. Le troisième cas est celui qui, tout en respectant le besoin manifesté, pose un cadre clair, non négociable, le plus éloigné possible des affects les plus contraignants.

Un peu comme dans l'aspect philosophique, plus le cheminement remonte jusqu'à la raison et à la conscience et plus il sera confortable et constructif de différer ou renoncer.

Il nous faut tendre vers une vie saine. Mais ce n'est pas facile ni gagné d'avance, là non plus.

LES RÉGIMES

Après avoir fait le tour des mesures corporelles et de ce qui pouvait les affecter, il nous faut parler des régimes alimentaires.

Un régime est un mode d'alimentation, tout comme une diète. Celle-ci sera plus attachée à une restriction. Il aura une ou des visées thérapeutiques. Souvent par l'abstention de certains aliments ou en favorisant d'autres. Certains vont même jusqu'à la consommation exclusive (choux, ananas, etc). La perte de poids est généralement la motivation principale d'un régime. Le Larousse nous en donne la définition suivante : « abstention temporaire, totale ou partielle, d'aliments pour des raisons personnelles ou thérapeutiques ». C'est bien ça un régime.

Ceux qui nous sont proposés par la publicité ou les influenceuses peuvent être assez tentants. La preuve est que nombre d'entre nous y succombent. J'ai moi aussi cédé à cette tentation de la facilité. Mais ils posent de nombreux problèmes. Le site Ooréka santé en a dressé une liste. La plupart des régimes sont impersonnels ou difficilement adaptables, très/trop stricts, très fatigants, très frustrants, pas adaptés à la vie professionnelle ou personnelle. Ils présentent des risques de carences en nutriments, de troubles digestifs, de reprise de poids et très souvent de sensations de faim.

Certains ont quelques particularités supplémentaires.

WeightWatcher : il peut être coûteux et il faut aimer les réunions collectives.

Cohen : il est basé principalement sur le nombre de calories, alors qu'on sait maintenant que c'est la qualité des aliments et leur préparation qui importe le plus.

Okinawa : il nécessite des aliments spécifiques difficiles à se procurer et une limitation trop importante des viandes rouges et des laitages.

Ayurvédique : il est radicalement opposé aux recommandations occidentales, ce régime doit impérativement être suivi avec un professionnel de la médecine traditionnelle indienne. Il présente aussi des risques d'allergies à certaines plantes recommandées.

Atkins : l'absence totale de glucides provoque des carences et, potentiellement, une hausse du taux de cholestérol.

Cétogène : À suivre à vie et sans écart. Plus la difficulté de trouver des recettes qui répondent aux besoins de la diète. Un suivi médical et des tests urinaires sont impératifs.

Montignac : il est compliqué à suivre car il demande de connaître l'indice glycémique, l'I.G., des aliments. Il peut y avoir des inconforts digestifs au début.

Jeûne : forte sensation de faim, dangereux. Voir ci-après.

Naturhouse : trop de compléments alimentaires, très cher.

Seignalet : il provoque de sévères carences s'il n'y a pas de compléments vitaminiques. Il est particulièrement frustrant. Il est à signaler que Mr Seignalet est décédé des suites de son régime...

Pritikin : risque de carences en oméga 3. Frustrant pour les amateurs de viande.

Dukan : régime carencé, il nécessite des compléments alimentaires et peut provoquer une hausse du taux de cholestérol.

Hyper protéiné : il y a un risque de dénutrition, une reprise de poids importante à l'arrêt du régime. Il nécessite des compléments alimentaires et peut sur le long terme fatiguer le cœur et les reins.

<u>Paléo</u> : il cumule la fatigue, des carences, un risque de perte de tissus osseux, de fatigue rénale, cardiaque, hépatique, plus une mauvaise haleine et aussi de la constipation.

Le Larousse Médical nous précise aussi qu'un régime amaigrissant est un échec programmé. En effet, plus d'une centaine de régimes, plus ou moins déséquilibrés et parfois farfelus, promettent aux femmes, mais aussi aux hommes, de maigrir. Tous ont fait un jour ou l'autre l'objet de promotions médiatiques ou commerciales. À court terme, de deux semaines à trois ou quatre mois, tous ces régimes amaigrissants sont efficaces et la perte de poids est mesurable. Mais à long terme, au-delà d'une année, toutes les études épidémiologiques montrent que 95 % des adeptes ont repris leur poids initial et souvent quelques kilos supplémentaires, ce qui les conduit à une nouvelle tentative qui se terminera de la même façon : c'est l'inévitable phénomène dit de "l'effet yoyo". De régime en régime et dès la première tentative, le poids de base augmente.

L'explication de cet échec programmé découle de la sélection génétique effectuée sur nos ancêtres pendant des dizaines de millénaires marqués par l'alternance de périodes de disette ou de famine et de périodes d'abondance relative. Seuls ceux qui pouvaient stocker des réserves après une disette survivaient à la famine suivante et transmettaient cette aptitude à leurs descendants. Les généticiens ont ainsi découvert des gènes, appelés "cueilleur-chasseur" (décrits en 2002 dans la revue américaine de référence *Nature*), qui favorisent le stockage de réserves en période de sous-alimentation. Tout régime restrictif simule une disette et stimule ces gènes. Il semble donc que le seul moyen de perdre durablement du poids sans en reprendre consiste à maintenir une alimentation diversifiée et équilibrée autour de 2 000 calories par jour et d'augmenter les dépenses énergétiques par l'activité physique régulière.

En toute circonstance, le régime, qui fait partie du traitement médical global, reste sous la responsabilité du médecin. Tout régime doit d'ailleurs, au préalable, faire l'objet d'un bilan : si les régimes apportent en général une aide efficace dans le traitement des maladies, ils peuvent parfois être plus dangereux qu'utiles (risque potentiel de dénutrition chez une personne âgée, par exemple). Il faut noter également qu'un grand nombre de femmes sont très attentives au nombre de calories qu'elles ingèrent et qu'elles absorbent souvent moins de 1500 kcal/jour. Si ces régimes restrictifs se prolongent, il apparaît des carences en certains nutriments.

Le cas des régimes "détox"

On a besoin de maîtriser son corps, souvent associée à un besoin de purification pour certains et certaines. Cela correspond plus à un phénomène de société qu'à un réel besoin clinique. Toute consommation, en particulier alimentaire, peut devenir objet de suspicion et les solutions "magiques" ont toujours la faveur du public.

En pharmacie, en magasins bio ou traditionnels, de nombreux produits prolifèrent. Leurs promesses tiennent de la gageure : élimination des toxines, repos du tube digestif, voire de tout le corps, nettoyage et stimulation du foie, régénération des cellules, une plus grande vitalité (celle-ci étant entravée par les maladies, le stress, les médicaments, la nourriture transformée, etc.), un meilleur sommeil, un meilleur travail cérébral, une perte de poids, libération des contraintes de la nourriture... En somme les régimes détox seraient la clé du bonheur, aussi bien du corps que de l'esprit. Incroyable, non ?

En réalité, l'industrie du détox manque de surveillance, et aucun de ces effets bénéfiques n'a été démontré dans une publication scientifique chez le sujet bien portant.

Pour les nutritionnistes, la tendance détox soulève une question. Avons-nous vraiment besoin des cures de nettoyage ou détoxication, se demandent-t-ils ? En effet, face aux pesticides, aux additifs alimentaires, aux médicaments et aux divers polluants, notre organisme possède un mécanisme naturel de nettoyage ou détoxification beaucoup plus puissant que ce que pourrait faire des plantes ou une sudation extrême provoquée par un long sauna.

Déjà, l'Inserm[1] le rappelle : notre corps est lui-même équipé d'un système auto-nettoyant très efficace pour se défaire des substances toxiques produites lors des excès : le foie, les reins, la peau aussi. *"Le premier est une usine d'épuration qui transforme certains déchets comme l'ammoniac et de nombreuses substances toxiques et cancérigènes. Les reins éliminent les déchets via les urines* (ils filtrent environ 180 litres de sang par jour et produisent 1,5 litre d'urine). *En parallèle, la peau participe à l'excrétion de certains déchets, comme l'acide lactique, par le biais de la transpiration, tandis que les poumons rejettent le CO_2."* L'Inserm précise aussi que chaque toxine est traitée d'une certaine manière par

---

1   Institut National de la Santé et de la Recherche Médicale

l'organisme. Aucun aliment n'est capable de jouer ce rôle sur tout le corps.

Ces régimes sont particulièrement déconseillés aux personnes fragiles : enfants et adolescents, personnes âgées et femmes enceintes ou allaitantes, personnes dénutries ou présentant des problèmes de glycémie, des troubles de l'alimentation ou diabétiques. Chez les personnes bien portantes, ils n'ont pas d'effet(s) bénéfique(s) avéré(s). Quant aux personnes en surpoids, ils leur donnent le sentiment rassurant de pouvoir contrôler leur corps, mais sont toujours suivis d'une reprise de poids.

Mais ces régimes sont plébiscités parce qu'ils véhiculent beaucoup d'idées reçues, fausses bien entendu. En voici une petite liste :

1- l'organisme ne peut pas se débarrasser seul des toxines, il a besoin d'un coup de pouce externe,

2- boire beaucoup d'eau permet d'éliminer les toxines,

3- les régimes liquides éliminent mieux les toxines,

4- éliminer les macronutriments durant la cure détox permet à l'organisme de se remettre de ses excès rapidement,

5- la cure détox permet de perdre du gras,

6- la cure détox est faite pour tout le monde,

7- "transpirer" excessivement permet d'éliminer les toxines.

En guise de conclusion, les "régimes détox" relèvent moins du bon sens que d'un marketing qui surfe sur le besoin de recettes bonnes pour la santé. La véritable détox, c'est une vie saine et une alimentation équilibrée.

Le jeûne (intermittent ou pas)

Ce phénomène très à la mode se présente comme une nouvelle façon de perdre de poids, une panacée. Nombreux en sont les adeptes. Mais est-ce réellement efficace et surtout est-ce réellement bon pour notre santé ?

Le jeûne est une pratique ancienne. Il va du rituel religieux à la pratique médicalisée en passant par le simple choix de vie. Le terme jeûne englobe plusieurs types de pratique : jeûne complet (seule l'eau est permise), jeûne partiel (apport calorique très modeste, autour de 300 kcal/jour), jeûne continu ou jeûne intermittent.

Le principe est simple, il consiste à alterner des périodes de jeûne, c'est-à-dire une privation de nourriture et éventuellement une restriction des apports en eau, et des périodes d'alimentation normale sur 18 à 24 heures. La période sommeil n'est généralement pas prise en compte. L'objectif est d'obtenir une perte de poids.

Ce n'est pas tout, le jeûne intermittent met en avant une régulation de l'appétit, une meilleure espérance de vie, de meilleures performances cognitives. Le principe peut paraître attractif. Mais cette pratique n'a pas que des bienfaits.

En effet, des effets indésirables ont été rapportés comme la déshydratation, la somnolence, l'irritabilité, l'asthénie, une mauvaise haleine, etc. Mais surtout le risque réside dans le fait d'être tenté de suivre cette pratique de façon prolongée occasionnant alors un déséquilibre métabolique.

Privé d'alimentation de façon prolongée, l'organisme est alors obligé d'aller chercher ses ressources dans ses propres réserves : les réserves de glucose qui s'épuisent rapidement, puis les réserves de lipides pouvant provoquer la libération des toxiques stockés dans le tissu adipeux, enfin les réserves de protéines, ce qui entraîne la diminution de la masse musculaire.

Il faut aussi garder à l'esprit que la privation peut chez certaines personnes tourner à l'obsession et leur faire consommer davantage ou manger déséquilibré les jours d'alimentation normale. Ce n'est pas l'effet recherché.

Pour toutes les personnes ne présentant aucun souci de santé particulier, ce mode alimentaire ne pose pas problème sur une période courte mais il en est tout autrement pour les personnes souffrant de pathologies cardiaques, les diabétiques, les sujets immunodéprimés, les femmes enceintes, les enfants, mais aussi pour les personnes devant prendre de médicaments à heures fixes. Pour eux, cette pratique peut s'avérer dangereuse. Il est également important de garder de façon normale les quantités consommées sur les jours d'alimentation. Ce régime doit être strictement contrôlé et encadré par le corps médical..

Ne vous lancez pas tête baissée dans ce type d'alimentation sans en avoir informé au préalable votre médecin traitant car le risque de déséquilibre alimentaire est grand. Il sera le seul à juger de la cohérence de ce dernier dans votre cas.

Plusieurs études suggèrent que le jeûne aurait des effets positifs sur la santé, notamment sur le métabolisme énergétique, sur le niveau d'inflammation et sur le déclenchement du stress oxydatif. Néanmoins, les études existantes n'ont pas été correctement menées d'un point de vue méthodologique et ne permettent pas de conclure avec un niveau de preuve suffisant. Par exemple, les études n'étaient pas randomisées (sans les trois phases nécessaires à la validation) ou il n'y avait pas de groupe contrôle, ou bien encore les effectifs étaient faibles.

Enfin, soulignons que si la pratique du jeûne encadré médicalement semble globalement peu dangereuse, des risques réels existent dans des contextes différents, en le pratiquant de manière autonome par exemple, la plus grande prudence est alors de mise.

LES COMPLÉMENTS ALIMENTAIRES

Comme vous et pratiquement comme la moitié des français, j'ai pris des compléments alimentaires devant favoriser l'amincissement : brûleur de graisse, coupe faim, réducteur de l'assimilation du sucre, mais pas les produits détox, bien sûr.

Pour mon cas, je ne sais pas s'ils ont été utiles. Très franchement, je ne pense pas qu'ils aient été d'un grand secours dans ma perte de poids. J'en ai eu conscience dès mes premiers achats mais j'ai continué à en acheter. Je sais, je ne suis pas forcément cohérent. Et aux doses recommandées, ils ne sont pas dangereux.

J'ai toujours refusé de les acheter sur des boutiques internet où l'on trouve pléthore des ces produits. Le principal problème est que si certains respectent les normes françaises, ceux conçus et fabriqués à l'étranger peuvent présentent des risques pour la santé à cause du non-respect de ces normes. Ils peuvent contenir des substances interdites parce que reconnues dangereuses par les autorités de santé. Donc, si vous n'êtes pas sûr.e à 100 % de l'origine et du contenu d'un complément alimentaire, ne l'achetez pas.

Ces compléments peuvent provoquer des déséquilibres nutritionnels, par excès ou carences, lorsqu'ils sont utilisés sans surveillance médicale lors d'un régime. Surtout pour les régimes restrictifs. En effet, ils recommandent et favorisent certains aliments et en excluent beaucoup d'autres. Dans ce genre de situation, prendre un complément alimentaire pour maigrir a plus de chances de provoquer l'excès de certains nutriments que de corriger les carences liées à votre régime. Cela peut se traduire par l'apparition de troubles plus ou moins sévères en cas de déséquilibre avéré. Pour écarter les risques, prenez l'avis de votre médecin avant d'entamer votre cure minceur.

Toutefois, ces précautions prises, les compléments alimentaires ne sont pas dangereux en soi si on respecte les doses et les durées d'utilisation. Vous remarquerez que je ne parle pas de traitement. Mais toute prise de substances actives sans suivi médical est déconseillée, on ne le répétera jamais assez. Or ils peuvent être délivrés sans ordonnance et s'acheter dans n'importe quelle grande surface, magasin bio ou sur le net. Il est important d'être suivi par un médecin pour ne pas laisser de côté une éventuelle maladie favorisant une prise de poids : troubles anxieux, manque de sommeil, arrêt du tabac, consommation d'alcool sévère ou modérée, entre autres.

Nous intéresse ici plus particulièrement les brûle-graisse. C'est une pure expression commerciale afin d'attirer le consommateur car il n'y a aucune assertion scientifique ni étude prouvant son efficacité. C'est n'est pas une allégation de santé. Si ce n'est par une pratique traditionnelle. On voit quelquefois écrit : « traditionnellement utilisé.e.s pour... » Ceci ne prouve rien. Elle peut tromper le consommateur, qui pense que le fait de prendre ces compléments brûle-graisse va lui permettre de perdre la graisse sans effort. Ce qui est faux ! Perdre du poids est une démarche volontaire. Il ne suffit pas de prendre des compléments pendant un mois ou plus pour avoir des résultats sur le long terme sans changer ses habitudes. Un complément peut avoir des effets psychologiques, un placebo, pour aider à déclencher la perte de poids. Cela est vrai pour n'importe quelle substance. Le risque est que cela devienne une obligation de prendre ce complément par peur de reprendre du poids. Il y a toujours un risque de dépendance psychologique de ce traitement.

Concernant la psychologie, justement, j'ai essayé de

réfléchir sur mes achats de ces produits. Je n'en avais pas réellement besoin. Mais ils étaient un moyen de me souvenir, le matin ou au moment des repas que je devais faire attention. Avant que ne soient définitivement ancrés mes nouveaux protocoles alimentaires.

Ils ne peuvent en aucun cas être qualifiés de remède miracle, mais ils peuvent bénéficier d'une certaine efficacité (mais pas d'une efficacité certaine !) s'ils sont employés de manière adaptée et raisonnable. Il y a trop de produits à notre disposition. Il faut donc bien se renseigner sur ses besoins et sur leurs effets avant d'acheter. Un suivi médical ou pharmaceutique est toujours préconisé au-delà d'un mois de traitement. Ce que je n'ai pas fait, je l'avoue.

Mais si les fabricants ne prouvent pas sérieusement l'efficacité de leurs produits, les ingrédients utilisés ont-ils fait leurs preuves ? Pas forcément. En voici quelques exemples :

Le thé vert

« Il n'y a pas assez de données fiables pour déterminer si le thé vert peut aider à perdre du poids » (National Institutes of Health - Agence médicale de recherche américaine). Sous forme d'extrait hydroalcoolique fort, il est même potentiellement dangereux.

Le citrus aurantium

L'efficacité dans la perte de poids n'est pas démontrée. D'ailleurs, dans la médecine chinoise, l'orange amère est employée pour stimuler l'appétit... Surtout, les effets indésirables sur le plan cardio-vasculaires incitent à la méfiance. Citrus aurantium pourrait être aussi à l'origine d'interactions médicamenteuses.

Le CLA (Conjugated Linoleic Acid - acide linoléique conjugué)

Certaines études montrent, uniquement chez les personnes en surpoids ou obèses (et non chez les femmes qui « ont 3 kg à perdre »), une diminution de la graisse corporelle, mais qui reste très modérée même après un an de traitement. En outre, sont rapportés des effets indésirables sur le métabolisme des lipides et du glucose, sur la sensibilité à l'insuline, des problèmes hépatiques... De manière générale, la prise de CLA peut engendrer des troubles intestinaux légers, de la fatigue et une moindre souplesse des artères. Autre point négatif, la prise de CLA chez les diabétiques et les personnes obèses peut entraîner une hausse de la résistance à l'insuline et du taux de sucre dans le sang. L'allégation perte de poids est interdite par l'EFSA, European Food Safety Authority

La gomme de guar

Une revue de onze études a conclu à l'absence d'efficacité dans la perte de poids.

Le chitosan

Lorsqu'on s'en tient aux études de bonne qualité méthodologique, la conclusion est que l'efficacité du chitosan est minimale et qu'il n'y a pas d'effet constatable cliniquement.

Le guarana, maté et café vert

On ne trouve rien dans la littérature scientifique sur ces plantes utilisées pour leur teneur importante en caféine. Cette dernière a été très peu étudiée seule dans les essais sur la perte de poids, et l'excès de caféine entraîne divers effets indésirables : anxiété, addiction, insomnie, hypertension, etc.

Le chrome

Les études sont contradictoires et ne montrent jamais un effet important.

L'opuntia ficus indica (figue de Barbarie)

Rien dans la littérature à propos de son effet sur la perte de poids.

Le garcinia cambodgia

Trois études concluent à une légère supériorité par rapport au placebo, mais une quatrième, de meilleure qualité méthodologique, n'en montre pas.

En conclusion, j'aurais dû me renseigner avant mais mon cerveau en avait décidé autrement.

LE COMMENT

Nouveau bilan

Si on regarde mon bilan présenté au début du livre, celui-ci n'était pas brillant. Il est sûr qu'avec les traitements que je prenais, je pouvais vivre sans trop de difficultés mais avec des risques évidents. Pour rappel, cholestérolémie, problèmes de tension artérielle, diabète de type 2 et apnée du sommeil appareillée. La totale de l'obésité.

Un nouveau bilan a été demandé par mon médecin traitant. J'ai aussi vu une pneumologue. Résultat des courses, je n'ai plus besoin de rien ! Avec en plus la satisfaction de ne pas engraisser les laboratoires pharmaceutiques par mes traitements au long cours et donc de ne pas solliciter la Sécurité Sociale en grevant son budget. Je n'ai plus qu'un médicament pour le syndrome des jambes sans repos, affection non causée par le surpoids et ne pouvant pas guérir.

Le tableau ci-après vous montrera mon évolution. Il commence au premier juillet 2022 parce que ce n'est qu'à ce moment-là que j'ai acheté une balance à impédancemètre. Attention, les mesures ne peuvent pas être parfaitement exactes : elle a été achetée, en solde, dans un supermarché. La qualité sera sujette à caution. Toutefois, elle aura l'avantage de montrer ma progression à partir d'une référence.

Les calories expriment ce dont j'aurais besoin pour conserver ce poids. Les mesures des os, du gras, des muscles et de l'eau sont exprimées en pourcentage. On remarquera que tous les mois os + gras + muscle = 99,9 %. Ce qui est logique, sauf que le pourcentage d'os reste constant, à un dixième près. Ce qui est illogique. J'ai en juillet 3,60 kg d'os et 3,24 kg en mars. J'aurais donc perdu 360g de masse osseuse, ce qui est impossible. Ce n'est pas vraiment grave dans l'absolu, l'important étant la progression.

J'ai décidé, pour être raisonnable, de stabiliser mon poids autour de 90 kg.

Date	Poids	IMC	Cal.	Os	Gras	Muscle	Eau
01 07	103,1	32,2	3065	3,5	31,7	64,7	51,1
24 07	102	31,1	3041	3,5	31,6	64,8	51
01 09	98,7	30,8	2970	3,5	31	65,4	50,2
30 09	96,9	30,3	2930	3,5	30,8	65,6	50,1

31 10	95,5	29,8	2902	3,6	30,6	65,7	49,9
30 11	93,6	29,2	2861	3,6	30,2	66,1	49,7
01 01	91,6	28,6	2818	3,6	30	66,3	49,7
31 01	90,2	28,2	2788	3,6	29,7	66,6	49,4
27 02	90,5	28,3	2794	3,6	29,7	66,6	49,5
31 03	90,1	28,1	2787	3,6	29,7	66,6	49,3

Où l'on voit que j'ai perdu du poids, du gras et de la masse hydrique, mais j'ai aussi pris du muscle. La masse grasse pour une personne de mon âge doit se situer entre 30 et 35%. Je suis dans les clous. Mes besoins caloriques ont diminué. Reste à voir maintenant comment j'en suis arrivé là.

Les boissons

Avant ma reprise en main, avec ma compagne, nous buvions en moyenne deux bouteilles de vin par semaine. Aujourd'hui, j'ai revendu ma cave, elle est devenue inutile, nous ne buvons plus d'alcool. Cela ne nous manque en aucune façon. Mais nous ne refusons pas un verre de temps en temps lorsque nous avons des invités à notre table, ou pour faire honneur à nos hôtes quand nous sommes invités à notre tour ou au restaurant. Pour le seul plaisir.

Je buvais des boissons pétillantes sans sucre faites

maison grâce à un appareil bien connu. Il a été donné. Dorénavant, je trouve des sachets à infuser dans l'eau froide, j'y rajoute un peu de sucralose[1] Canderel©. Le matin je bois un bol de lait dans lequel a infusé du thé vert, sucré de la même façon.

À l'inverse de ma compagne, je ne bois pas de café. Si d'aventure nous faisons une pause dans un débit de boissons, je prends du thé vert. Elle se promène avec des sucrettes dans son sac, elle pense à moi. J'en mets deux dans ma boisson et elle un sucre, un vrai.

Le pain

J'ai acheté une machine à pain. Par chance, nous avons dans notre région un membre des petits moulins de France[2]. Il produit de la farine à pain destinée au particulier, le moulin Bay à Alzonne dans l'Aude. J'avais choisi la farine complète qui était parfaite et très bonne. Puis je suis passé à leur mélange appelé "Diabémix" spécialement conçu pour les personnes désirant un pain ayant un faible indice glycémique.

Mais au début de mon régime, je consommais beaucoup trop de pain, fut-il complet. Je prenais 2 tranches au petit-

1   Voir l'article sur Wikipédia
2   Voir petitsmoulinsdefrance.fr

déjeuner, 1 tranche le midi et 1 le soir. Cela faisait un nombre de calories considérables. Pendant ce temps, ma perte de poids n'était pas fameuse. Un pain de 750 grammes me faisait trois jours. J'ai diminué la dose à une tranche le matin et une le soir.

Le sucre

Il m'est impossible de ne pas avoir le goût du sucre, j'en ai besoin, c'est une addiction. Il me faut faire avec. Le gros problème est qu'il est impossible d'en guérir. D'ailleurs, une expérience a été pratiquée sur des rats, gavés de cocaïne ou de sucre. Ils ont pu être sevrés de leur addiction à la cocaïne mais pas à celle du sucre ! Une véritable drogue.

S'il n'y a pas de remède, en revanche, il existe des produits de substitution au sucre tels la stévia ou le sirop d'agave. Ces denrées peuvent remplacer le sucre de canne ou de betterave mais ils n'ont pas, à mon avis, la même ressemblance gustative. Pour un "addict" comme moi, il y a peu d'alternatives. Pendant un moment, l'aspartam a eu son heure de gloire mais il n'est plus recommandé car trop sujet à controverse.

Je me suis donc dirigé vers un produit sans danger, sans calorie, directement dérivé du sucre : le sucralose. Il est essentiellement commercialisé sous la marque Canderel©. Il a pour avantage d'être proposé en différentes textures, poudre, cristallisé, roux, spécial pâtisserie et sucrette. Je l'utilise régulièrement aux doses recommandées. La poudre dans mes yaourts maisons et les boissons, le cristallisé lorsque j'achète des fromages blancs, des faisselles ou des fraises. J'en mets aussi dans mon porridge avec le chocolat nature en poudre et les sucrettes dans mon lait du matin. Je l'ai aussi testé dans une brioche avec de très bon résultats.

Grâce à cela mon taux de glycémie est revenu à des valeurs normales et ordinaires pour une personne de mon âge et de ma condition. Mais, bien que je sois encore déclaré diabétique avec une A.L.D., je n'ai plus besoin de traitement.

J'ai toujours eu des pots de miel dans mes placards (de lavande, comme dans ma Provence natale). J'en mettais de belles cuillerées dans mon porridge matinal, pour le plaisir de changer un peu des tartines, ou bien sur un pain grillé et beurré au goûter. Je n'y touche plus, mes deux pots restants sont en train de durcir dans le placard. Lorsque je m'en fais, je parfume mes flocons d'avoine avec du cacao pur et j'ajoute du Canderel©.

Je fais mes propres confitures, essentiellement oranges

et mûres sauvages. Les figues, ce sera quand mon arbre produira suffisamment. Je les sucre avec les produits adéquats mais je mets seulement 500g de sucre pour 1 kg de fruits. J'ajoute de la pectine pour le liant sinon elle nécessite trop de cuisson et la concentration en sucre, due à l'évaporation du jus, devient trop importante. La prochaine fois, j'essaierai avec le sucralose : il supporte la chaleur sans se détériorer ni perdre ses qualités nutritionnelles et gustatives.

Je n'ai besoin que du goût du sucre. Les glucides naturellement contenus dans les aliments apportent les nutriments nécessaires et suffisants pour ne pas avoir besoin d'en rajouter. Enfin, je me suis posé la question de savoir s'il était sain de se passer de sucre ajouté. La réponse est évidemment oui quand on connaît les dangers de la chose. Mais, est-ce sain de le remplacer par du sucralose ? La réponse est aussi évidente que la première : oui ! Le rapport bénéfice/gain entre les deux penche généreusement du côté du sucralose.

En effet, même s'il y a une dose maximale prescrite par jour de 15mg/kg, c'est à dire dans mon cas : 0,15 X 90 = 1,35g. Étant donné qu'il est dosé à 0,22% pour 100g (donc 0,22g pour 100g de produit fini) dans le Sugarly©, pour atteindre la limite supérieure, il me faudrait en consommer (1,35 X 100) / 0,22 = 613g. Plus de deux paquets par jour ! On est donc bien en deçà des doses recommandées.

Il est dit aussi que le sucralose ne guérit pas du diabète. C'est une évidence si on est de type 1 et insulino-dépendant. La médecine s'occupe de vous. En revanche si on est, ou comme moi était, de type 2, le sucralose ne nous « guérira » pas mais avec les mesures adaptées et adoptées décrites ici, il sera un allier efficace.

Le gras

Je n'ai jamais fait de friture, je possède depuis longtemps une friteuse à air chaud. Le terme de friteuse est galvaudé parce que les aliments ne sont pas réellement frits mais le résultat est parfaitement satisfaisant.

Nous avons une carte de fidélité pour un célèbre restaurant de moules-frites avec un prénom bien de chez nous, anagramme de Noël. Je n'y consomme plus l'accompagnement habituel. À la place, je demande une assiette de haricots verts et je vole quelques frites à ma compagne. Idem dans les autres restaurants, rapides ou non. Nous nous autorisons une à deux fois par mois une visite chez KentukyMacSubFried qui est le temple du gras et de la mal-bouffe, vous en conviendrez.

J'ai supprimé de ma cuisine toutes les briquettes de crème, même si je n'achetais plus que les légères. Je les remplace par du soja liquide, de l'amande (un peu chère) ou de l'avoine (celle que je préfère, la moins calorique). Je les ajoute en fin de cuisson. Je ne prends pas lait de coco, il a un goût trop spécifique mais surtout, il est beaucoup trop énergétique et présente un nutriscore défavorable.

Quand je fais un gratin de légumes verts, je fais un liant avec du lait d'avoine et de la farine de maïs spéciale pour les sauces. Mais surtout, je ne mets plus autant de gruyère dessus. Avant, je ne voyais plus ce qu'il y avait dessous. Cela faisait une véritable couche protectrice. Maintenant, il faut que je vois une autre couleur que le fromage. Idem pour mes fameuses lasagnes, je les fais aux épinards et au saumon, plus de l'oignon, de l'ail et du lait d'avoine, le tout juste saupoudré de fromage râpé italien.

Pour toutes mes cuissons ou mes sauces de salades, j'utilise de l'huile d'olive. De manière tout à fait exceptionnelle je cuis au beurre, dans une poêle en fer, sans revêtement anti-adhérent, pour avoir le si bon goût de la réaction de Maillard[3].

---

3   Voir alimentarium.org

Sinon j'utilise de l'huile de tournesol pour sa résistance à la cuisson.

Enfin, je ne beurre plus mes tartines matinales. Comme pour le sucre, le gras naturellement contenu dans les aliments me convient et me suffit.

L'apéro

C'était notre gros problème. Tous les soirs, nous ne mangions plus de vrai repas. Nous étions attablés devant la télé à regarder les informations. Sur la table basse devant nous se trouvaient une bouteille de vin fraîche, des biscuits apéritif, de la charcutaille, pâté, saucisson et autres figatellis, fromages au choix et le pain qui allait avec. Plus, pour moi, un dessert lacté, crème, mousse, flan, donc sucré, et un fruit. C'était un peu, beaucoup, le pire des repas. Il cumulait tous les problèmes : gras, salé, sucré.

Notre routine du soir a bien changé. Nous prenons seulement une tranche de pain avec une boite de sardines, de calamars, des tartinables à base de légumes ou de fromage frais, une soupe de pâtes asiatique, etc. J'y ajoute un yaourt fait maison plus un fruit. Et c'est bien suffisant.

<u>Les repas</u>

Là aussi nous avions des problèmes. La gestion de la crème fraîche a été vue plus haut. Il me fallait revoir ma manière de cuisiner. À un moment nous avons opté, grâce à une publicité, de nous faire livrer à domicile des repas à cuisiner. Nous avons testé deux prestataires. Ils avaient une légère différence de qualité entre eux. Le deuxième choix était moins cher que le premier.

Nous avons choisi les repas faibles en calories pour quatre jours chaque semaine. Les livraisons se faisaient au bon moment le matin. Ce qu'il y avait de très bien était la variété dans le choix des repas, les justes doses de produits et les recettes les accompagnant. Nous avons aussi découvert des épices et des goûts exotiques. Parmi les quatre recettes, nous en choisissions deux avec de la viande, une avec du poisson et une végétarienne. Ceci nous a permis d'apprendre à recalibrer nos repas. Nous nous sommes aperçus que nos portions d'avant étaient trop importantes par rapport à celles proposées. De plus, nous avons dorénavant à notre disposition pas mal de recettes, bonnes et aisément réalisables.

Si jamais je commets une erreur d'appréciation dans les quantités, nous gardons le surplus pour le repas du soir. Ou bien nous le gardons pour le lendemain en ajoutant un petit quelque chose.

Nous avons aussi une habitude très facile à prendre. Vous avez pu comprendre que la cuisine était mon domaine. Une partie est maintenant occupé par ma fiancée : la salade. Systématiquement, tous les midis, elle en prépare une. Composée d'une base d'endives à laquelle on ajoute soit de la mâche, de la roquette, du chou rouge, des radis, des carottes, ou des oignons nouveaux, assaisonnés d'huile d'olive, d'échalotes et de vinaigre balsamique. Nous y ajoutons, au moment de servir une cuillère de graines de courge et une de graine de lin, pour un croquant supplémentaire. Sachant que les aliments crus demandent plus d'énergie pour être consommés, leur valeur calorique sera diminuée d'autant.

Enfin, par rapport à l'Indice Glycémique, je cuis mes pâtes, riz et autres féculents "al dente". Ils doivent rester fermes pour une meilleure assimilation.

La manière de manger

Se nourrir n'est pas ingurgiter ou se "bâfrer". Nous avons tous entendu dire qu'il fallait manger lentement. C'est vrai, mais c'est difficile, ce n'est pas naturel. C'est une vraie contrainte. Je l'applique à moitié. Je mange le plat principal normalement, presque comme avant, mais je mastique bien la salade. Là, je prends mon temps : je pose mes couverts entre chaque bouchée et je ne remplis pas la cuillère avant la bouchée suivante. Je la porte à la bouche seulement quand j'ai tout avalé. Les légumes crus nécessitent plus de mastication. C'est aussi pour cela que nous avons toujours cette salade au repas. Et on ne parle pas la bouche pleine, SVP !

Faire ses courses et ses menus

Ce sont deux évidences à rappeler : il faut faire ses menus pour la semaine avec la liste des courses mais surtout, *n'acheter que ce qu'il y a sur cette liste.* C'est là qu'on peut mesurer la qualité de nos efforts, en résistant à la tentation, en refusant ce que nous dit le produit en rayon, son appel insistant. En plus, cette résistance nous fait faire des économies. On cuisine, on ne fait pas réchauffer des plats tout prêt. Je sais, c'est plus facile à dire qu'à faire. Nous prenons tout de même des légumes surgelés, c'est très pratique.

Donc, dire « au-revoir ! », ou mieux, « adieu ! », à tous les nutriscore D, E ou Z, tous les produits industriels ultra-transformés, même les bio. Eux nous font réellement du mal.

Ils doivent disparaître de vos placards comme ils ont disparu des miens.

Les activités physiques

On ne peut pas perdre de poids sans une activité physique. Choisissez celle vous convenant le mieux. Néanmoins il faut savoir qu'elles ne consomment pas des quantités identiques de calories. Les moins consommatrices d'énergie demanderont une pratique plus longue pour arriver aux mêmes effets. La marche et la course à pied ne sont pas équivalentes.

Mais, quand on commence, surtout si on n'a pas pratiqué depuis longtemps, il ne faut pas espérer faire des miracles. On fait selon ses moyens. En s'activant régulièrement, on peut, sans gros efforts, augmenter sa durée d'activité. L'objectif n'est pas de faire un temps précis et défini. D'abord il faut faire. Une fois qu'on a fait, on regarde combien. Ensuite, la fois suivante, on essaie de faire un peu plus. On n'a pas d'objectif précis. L'intérêt est le « juste un peu plus », c'est tout. On vise l'endurance sur le long terme. C'est répétitif mais nécessaire. Il ne faut pas se dégoûter et risquer d'abandonner.

Attention également au sport choisi. Il ne doit pas nous

blesser. Si on est en surpoids, et si on veut courir, ce sera une mauvaise idée. Notre supplément de kilos mettra à mal nos articulations, les risques collatéraux pour notre santé seront trop importants. Donc, il nous faut choisir un sport non-traumatisant.

Le vélo par exemple. Il présente un autre risque : l'arrêt prématuré malgré les intentions. On peut s'imaginer pédalant sur les routes et les chemins de campagnes. Mais, le moindre faux-plat sera fatal à nos bonnes résolutions, ils sont traîtres et ils sont un excellent motif d'abandon. Une personne n'ayant jamais pratiquée le vélo ne pourra pas se lancer sur les routes. L'échec est assuré. Il faut être conscient de ses limites. Je le sais, j'ai fait cette erreur. J'ai revendu le vélo que j'avais acheté pour investir dans un vélo à assistance électrique, avec lequel on doit pédaler tout le temps pour avancer. On forcera moins dans les montées, on y arrivera et on ne sera pas dégoûté. Je continue de le pratiquer, avec ma compagne, malgré les côtes qui se présentent, quand il fait beau ou lors de la fermeture de la piscine pendant les petites vacances scolaires. Nos sorties durent au minimum une heure. Elles sont très agréables.

Depuis que mes entraînements sont conséquents, je n'utilise que très peu le moteur de l'assistance électrique. Je reviens de balade avec la batterie à peine entamée. Ça fait plaisir. Et s'il pleut, j'ai un vélo d'appartement acheté d'occasion sur un site spécialisé. On en trouve plein et pas cher.

J'ai tout de même une pratique du vélo stationnaire un peu particulière. Pour les marches avec ma compagne, quand on ne veut pas faire de cyclisme, j'ai acheté et je mets des lests de 1,5 kg à mes chevilles et des lests de 500 g à mes poignets. Mais, quand je pédale à la maison, je les utilise aussi, je me leste les membres. Et, tout en pédalant, je fais des rotations du buste et des mouvements avec les bras pour faire travailler tous les muscles. Cela en musique durant 45 minutes. Entre 15 et 20 minutes les premières fois. Mais mon sport préféré est la natation. J'ai la chance d'avoir une piscine couverte dans la ville voisine. À 2,50 euros la séance, deux fois par semaine, c'est économique. Tout comme l'équipement, une serviette, un maillot, un bonnet, des lunettes, des palmes et un tuba. On trouve tout chez Interthlon.

Quand j'ai repris, je nageais 6 longueurs en brasse et 2 longueurs sur le dos avec des palmes. J'essayais, sans toujours y arriver, de nager pendant 45 minutes avec des pauses pour reprendre mon souffle et détendre mes muscles. Je ne faisais pas une trentaine de longueurs. Maintenant, après presque un an et demi de pratique, je fais trois fois 16 longueurs en brasse plus 4 longueurs en dos. Quand j'ai fini mon quota de 60 allers-retours, au bout de 50 minutes, si j'ai le courage et s'il n'y a plus trop de monde, je fais encore quelques bassins.

Pourquoi la nage sur le dos avec des palmes ? Simplement pour faire travailler aussi les jambes. Je me mets pour cela dans une position particulière. Je prends une planche devant moi, j'y pose le menton. Je suis en position assise plus ou moins prononcée et je palme à reculons. Je ne suis pas allongé dans l'eau. L'avantage est qu'on peut varier la position du corps et le mouvement des palmes en leur donnant plus ou moins d'ampleur et de rapidité. C'est aussi un très bon travail pour les abdominaux. Ce que ne permet pas, ou mal, la nage avec palme sur le ventre.

Pour la brasse coulée, je me suis équipé de lunettes de natation et d'un tuba. Cela facilite la nage en ne posant plus le problème de la respiration. Je n'ai plus à sortir la tête de l'eau. Je peux mieux travailler l'amplitude de mes mouvements.

Je nage le crawl seulement pour dépasser les nageurs plus lents que moi, si,si, il y en a. cette nage ne me convient pas, elle est trop fatigante. La brasse permet des mouvements plus amples et plus lents.

Calories

Les valeurs ne sont pas détaillées produit par produit. Elles sont indiquées pour avoir une idée des calories consommées par repas. L'on voit ainsi que certains aliments doivent être consommés avec parcimonie. Par exemple les amandes, si on nous en a vanté les vertus, à 660 calories aux cent grammes, il faut s'en méfier.

J'ai eu à cœur de calculer la valeur énergétique de mes repas. C'est fastidieux mais nécessaire. Sachant qu'on mange généralement le même type de repas, l'opération ne sera pas à répéter *ad vitam æternam*.

Comme je le disais précédemment, je consommais pas mal de vin. À 72 calories les 10 cl, j'économise plus de 200 cal. par jour en n'en buvant plus. Sans compter l'amélioration de la santé sans l'alcool.

Les valeurs sont données pour 100 grammes.

- Fruits à coque de 612 à 660.

- Fruits secs de 270 à 324.

- Fruits de 31 à 90.

- Légumes verts de 26 à 110.

- Féculents : pomme de terre, flageolet, haricot sec, pâte, riz

100 en moyenne ; haricot mungo, haricot rouge, lentille, pois, 340 en moyenne. Pain blanc 255, complet 230.

- Poissons blancs 90 en moyenne, hareng et maquereau 135, saumon et thon 215.

- Viandes : veau, porc, bœuf de 170 à 300, poulet et lapin 150, jambon 300.

- Produits laitiers : beurre 760, crème entière 300, fromage blanc de 44 à 116, lait de 49 à 65, yaourt 55.

À vos calculettes !

Attention tout de même, toutes les calories ne se valent pas. Un repas comprenant un plat, un dessert et un fruit, le tout pour 1500 calories sera meilleur pour la santé que 300g de chocolat ingurgité en une seule prise ! Le calcul de la valeur énergétique des aliments est valable uniquement pour les repas variés.

Le plus du comment

Ces situations sont les miennes, elles m'appartiennent. Elles m'ont, en partie, permis d'arriver à un résultat correct. Cocher toutes les cases me semble difficile. Néanmoins, un certain nombre sont absolument nécessaires à la réussite. Et voir si une adaptation est possible.

□J'ai le temps, je suis retraité.

□Je suis trop pris.e par mon travail.

□Mon esprit n'est pas occupé par des pensées.

□Mon esprit est encombré.

□Je ne suis pas particulièrement préoccupé.

□Trop de choses me passent par la tête.

□Mon esprit est objectivement centré.

□Je ne m'occupe pas assez de moi.

□Je n'ai pas de soucis majeurs.

□J'ai de gros problèmes à régler.

□J'ai pris conscience de ma santé et de son lien avec mon avenir.

□Je ne compte pas consulter mon médecin.

□Les finances du ménage sont saines.

□Mon découvert est trop important.

□La maison est co-gérée, chacun fait sa part.

□Les tâches ménagères sont trop inégalement réparties.

□Je bénéficie d'un soutien inconditionnel de ma compagne.

□Mon/ma conjoint.e ne me suit pas.

□Il y a trois jours par semaine dans trois communes différentes des marchés avec des producteurs locaux.

□Faire les courses me prend trop de temps, je ne fais pas

attention.

□Ma cuisine est parfaitement équipée.

□Il me manque toujours quelque chose.

□Les accès aux différentes activités physiques sont faciles (piscine, pistes cyclables, routes peu fréquentées, chemins pour marcher et place dans la maison pour le vélo d'appartement).

□Ma commune n'est pas bien équipée en infrastructure sportive ou de loisir.

□J'ai du lien social avec mes amis, mes voisins, mes participations à des salons littéraires, les vides greniers.

□Ma vie sociale est plutôt réduite.

□J'ai grand plaisir à écrire, vous en avez la preuve dans les mains. Mes autres livres sont disponibles.

□Je n'ai pas d'occupation annexe.

□Enfin, mon médecin référent a de bonnes qualités d'écoute et elle se montre très compréhensive.

□Mon médecin n'est que mon médecin.

J'ai aussi banni de mes conversations avec moi-même les phrases suivantes :

« Je ferai mon sport la semaine prochaine. »

« Si j'en reprends ? Non merci, ou alors juste un peu. »

« Je ne vais pas en laisser dans l'assiette, il faut la finir. »

« Tout ça ne sert à rien. »

« Je peux me permettre, j'ai de l'avance. »

« Je peux me permettre, je le rattraperai plus tard. »

« Un excès, c'est pas grave. »

« Une tablette, un paquet, ce n'est pas grand-chose. »

« Je DOIS trouver à manger. »

Quelles sont les vôtres ?

CONCLUSION

Vous connaissez maintenant les risques liés à une consommation de nourriture non adaptée à notre morphologie. Vous avez aussi pu lire quelques conseils de bonnes conduites diététiques.

Vous possédez donc la *connaissance adéquate*, celle décrite dans le chapitre Philosophie. Il vous reste à appliquer les principes qui en découlent. Comme je le disais précédemment : "la philosophie est l'effort que produit l'esprit pour mieux comprendre la valeur de ce qui existe, les objets comme les idées". Dans notre propos, les objets sont liés aux idées, c'est-à-dire la nourriture et ce en quoi elle nous affecte, dans le sens de ce qu'elle produit en nous, en bien ou en mal. "Cet effort est nécessaire pour augmenter sa propre *sagesse"*. Il peut être question ici de volonté au sens littéral du terme. Le Littré nous dit : « Puissance intérieure par laquelle l'homme se détermine à faire ou à ne pas faire. Particulièrement, la volonté considérée comme agissante, et, par extension, les actes mêmes de la volonté ; ce qu'une personne veut, prescrit ou désire ».

Donc rien ne pourra se faire sans ce travail sur soi, sans cet effort qu'il faut tenir avec une patience constante. Rien n'est donné ni perpétuel. Aussi, il nous fait acquérir cette nouvelle force, un nouvel entrain. C'est une contrainte qu'il nous faut transformer en joie. Tout ceci sera récompensé par une meilleure estime de soi et un morceau de chocolat. Parce qu'il est, lui aussi, ô, combien ! nécessaire.

Il n'est pas question ici de volonté telle celle invoquée par les tenants du développement personnel et autres "coachs" en régimes ou pratiques sportives. Elle serait quelque chose semblant aller de soi. La volonté se résumerait en des phrases devant agir comme des mantras. Leur définition de la volonté est un concept trop simpliste, il doit être révoqué parce qu'il n'est pas pertinent ici. Vouloir n'est pas forcément pouvoir. Il y a une forme de culpabilisation de l'échec chez les personnes qui prônent la volonté comme moteur de la réussite d'un régime. Pour eux c'est une question de norme. Il faudrait être sans faiblesse et surmonter tous les obstacles. Tout le monde devrait avoir cette faculté. Cette volonté ne m'intéresse pas !

Je prends la définition du Larousse : « c'est la faculté de déterminer librement ses actes en fonction de motifs rationnels ; pouvoir de faire ou de ne pas faire quelque chose ». Mais je rajoute : c'est la faculté à l'origine des actes délibérés, qui ne résultent pas du hasard ou de la nécessité. Mais surtout, c'est un souhait durable, rationnel et conscient, considéré comme la cause de la poursuite d'une fin. Et là, nous revenons à notre sujet : la conscience de ce que nous voulons permettra l'effort nécessaire à sa réalisation.

Qu'importe la détermination, l'énergie, la fermeté, la résolution, la ténacité. Enfin presque, nous en avons quand même un peu besoin.

Effectivement, il faut tout de même savoir ce que l'on veut, ou plutôt ce que l'on recherche en faisant un régime. Perdre des kilos ? Oui mais pourquoi ? Si cela est le seul but, la reprise des kilos perdus est assurée. Mais si, comme moi, la nécessité de maigrir s'inscrit dans le cadre d'une amélioration de l'état de santé général, permettant une vie plus sereine et en adéquation avec mes désirs et mes ressentiments, alors il y a plus de chances de réussite.

À l'heure où j'écris ces lignes, en espérant qu'elles vous auront été utiles, ma balance indique 89,5 kilos. J'ai un petit plus par rapport au début de mon aventure, je ne suis plus stressé à me demander si j'agis correctement devant un repas ou un quelconque produit à consommer. J'ai établi un équilibre grâce à la connaissance de mon corps et par la reconnaissance de celui-ci comme de la nourriture dont j'ai besoin. Je ne suis plus dans le besoin mais je conserve toujours la nécessité d'avoir un bon comportement alimentaire. Néanmoins, je sais que rien n'est acquis et qu'un long travail est encore à accomplir : stabiliser définitivement ce résultat. Je ne sais pas si j'y arriverai mais il en va de ma santé et de mon équilibre psychologique.

Je ne veux dépendre de personne, je veux garder mes compétences physiques le plus longtemps possible, je veux que mon épouse, mon fils, sa femme et ses enfants puissent profiter de moi dans le futur, proche ou lointain.

La vie recommence !

Si vous avez des questions ou besoin d'une aide, il existe une adresse mail pour me joindre :

moins20kilos@gmail.com

et une page Facebook :

moins 20 kilos

© Jean-Louis Étienne

Le code de la propriété intellectuelle n'autorisant aux termes des paragraphes 2 et 3 de l'article L.122-5, d'une part, que les copies ou reproductions strictement réservées à l'usage privé du copiste et non destinées à une utilisation collective et, d'autre part, sous réserve du nom de l'auteur et de la source, que les analyses et les courtes citations justifiées par le caractère critique, polémique, pédagogique, scientifique ou d'information, toute représentation ou reproduction intégrale ou partielle, faite sans le consentement de l'auteur ou de ses ayants droit ou ayants cause, est illicite (article L.122-4). Cette représentation ou reproduction, par quelque procédé que ce soit, constituerait donc une contrefaçon sanctionnée par les articles L.335-2 et suivants du Code de la propriété intellectuelle.